W0055083

Max Annas | Jürgen Binder

Genfood
Das aktuelle Handbuch

orange ● press

FSC

Mix
Produktgruppe aus vorbildlich
bewirtschafteten Wäldern,
kontrollierten Herkünften und
Recyclingholz oder -fasern

Zert.-Nr.SGS-COC-003210
www.fsc.org
© 1996 Forest Stewardship Council

Max Annas | Jürgen Binder: Genfood – Das aktuelle Handbuch

© Copyright für die deutsche Ausgabe 2009 bei orange ● press
Alle Rechte vorbehalten.

Weder der Verlag noch die Autoren übernehmen Verantwortung für die Inhalte der in diesem Buch angegebenen Links. Für illegale, fehlerhafte oder unvollständige Inhalte sowie für Schäden, die aus der Nutzung oder Nichtnutzung solcherart dargebotener Informationen entstehen, haftet allein der Anbieter der jeweiligen Website.

Gestaltung: Katharina Gabelmeier
Illustrationen: Daniela Pass
Lektorat: Undine Löhfelm
Korrektorat: Anne Wilcken
Gesamtherstellung: Westermann Druck, Zwickau

ISBN: 978-3-936086-45-4
www.orange-press.com

1 Hintergrund

2 Rohstoffe & Produkte

(Fortsetzung Rohstoffe und Produkte)

3   Service

Vorwort

Jeden Tag kann man etwas hören oder lesen von den Chancen oder Risiken der Gentechnik; so unablässig und dabei doch so nebensächlich, dass man sich schon daran gewöhnt hat. Eine gewisse Indifferenz stellt sich schließlich ein:»Es wird schon nicht alles so schlimm sein!« Diese Gelassenheit schaukelt uns allerdings trügerisch in kommende Tage, Monate und Jahre.

Was den Verlust der Biodiversität auf unserer Erde betrifft, warnen hartnäckige Kritiker, es sei fünf vor zwölf. Aber so wahr ich jeden Tag in meiner Küche stehe: Es ist in Wirklichkeit bereits kurz vor eins. Es gibt zum Thema Gentechnik massenweise verschiedene Meinungen, auch unzählige Gutachten, die in jede Richtung weisen; zuverlässig aber immer im Sinne derjenigen, die das Gutachten bezahlt haben. Nur ist das nicht so einfach zu erkennen. Die lobbyistischen Aktivitäten der Gentech-Industrie finden hinter den Kulissen statt. Und mit den Mitteln von PR und Werbung wird unsere Meinung beeinflusst, ohne dass wir uns dessen immer bewusst wären.

Dank unzähliger Medien sind wir bestens informiert. Wir sind einem derartigen Overkill an Informationen ausgesetzt, dass auch der Neugierige das Unterfangen aufgibt, etwas erfahren zu wollen – weil er nicht mehr durchblickt. Doch gegenüber einer Industrie, die so umfassend in unser aller Umwelt eingreifen will, ist Wachsamkeit angebracht. Angesichts der Vorgehensweise, mit der sie ihre Ziele durchzusetzen versucht, sogar Misstrauen. Milliardengeschäfte wie das mit der Gentechnik werden nicht zum Wohle der Allgemeinheit gemacht.

In diesem Buch erfährt man alles, was man zu gentechnisch veränderten Lebensmitteln wissen muss. Von Grund auf wird erklärt, was es mit Genfood auf sich hat – und wohin es führen wird, wenn wir unsere Bürgerpflichten nicht wahrnehmen. Man möchte sagen:»Lest dieses Buch und nichts als dieses Buch.« Denn die Zukunft unserer Kinder hängt davon ab, dass wir uns wissend gegen Genfood stemmen.

Vincent Klink
August 2009

Warum uns Lebensmittel interessieren sollten

Essen gehört zu den Urdingen des Lebens. Essen ist für uns so normal, dass wir uns kaum Gedanken darüber machen. Unsere Lebensmittel werden im Vergleich zu anderen Gütern immer noch billiger. Ein Sonderangebot jagt das nächste, und nur gelegentliche Lebensmittelskandale stören die allgemeine Zufriedenheit mit der professionellen Versorgungslage. Aber sind diese Skandale nur Einzelfälle, oder steckt hinter ihrem Zustandekommen ein System?

Kaum jemand weiß heute noch, wie das mit dem Nitrofenskandal weiterging. Oder mit BSE, wo die Zahl der Fälle in Deutschland immernoch steigt, ohne dass die Öffentlichkeit davon Notiz nimmt. Wie wird die illegale Umetikettierung von Fleisch heute kontrolliert? Und gibt es eine Task Force, die korrupte Schiebereien von minderwertigem Geflügel aufdeckt und unterbindet? Wie viel Wert misst die Politik abseits von Skandalen dem Verbraucherschutz eigentlich bei?

Dabei sind Landwirtschaft und Lebensmittelmarkt eigentlich reglementiert wie kaum eine andere Branche. Allein: Es nützt den Falschen. Den freien Bauern gibt es nicht mehr. Er darf nur anbauen, was die EU erlaubt, und schlussendlich bringt er dann auch nur aufs Feld, was ordentlich subventioniert wird. Bei den derzeitigen, beschämend niedrigen Preisen für Lebensmittel kann man ihm dafür nicht wirklich einen Vorwurf machen.

Auffällig ist, dass immer da neue Anforderungen an Hygiene, Standardisierung und Vereinheitlichung gestellt werden, wo Monopolinteressen berührt werden. Ein Beispiel: Große Molkereien pasteurisieren ihre Milch, sonst würde sie sich nicht eignen für die Produktionsprozesse, die auf standardisierte Rohware ausgelegt sind. Denn die Milch ist in der Qualität äußerst unterschiedlich und wird bis zur ihrer Verarbeitung lange umhergekarrt. Vor einigen Jahren wollte die EU allen Ernstes die Erzeugung von Rohmilchkäse verbieten. Die französischen Bauern, von denen viele noch selber Käse machen, gerieten in Aufruhr. Es brauchte einige Bannbullen gen Brüssel seitens des für seine Verdienste um den ökologischen Landbau bekannten englischen Thronfolgers Prinz Charles, um die Pläne zu stoppen. Die Verordnung hätte nicht nur das Aus für Hunderte von traditionellen Käsesorten bedeutet, sondern auch einen unschätzbaren Verlust an Geschmacksvielfalt und Genussqualität.

Doch die Probleme beginnen schon vor der Verarbeitung, nämlich bei der Aussaat. Über Jahrhunderte hinweg legte der Bauer einen Teil seiner Ernte als Saatgut für das nächste Jahr zurück. Im Austausch von Bauer zu Bauer wurde so die Qualität der Saaten verbessert sowie ganz nebenbei ein großer Sortenreichtum erzeugt. Seit der Bauer sein Saatgut vom Landhandel bezieht, muss er nehmen, was er dort bekommt – und hat sich dabei langsam abhängig gemacht von einer Industrie, die nicht nur das Ziel der Saatgutoptimierung verfolgt.

An den meisten Pflanzen, die weltweit angebaut werden, um Menschen zu ernähren oder um Rohstoffe für Industrie oder Energiegewinnung bereitzustellen, wird gentechnische Forschung betrieben. Anreiz für diese Forschung ist materieller Gewinn. Die mit Resistenzen ausgerüstete Saat lässt sich patentieren und verkaufen wie andere auch – nur dass der Kaufvertrag in der Regel eine Klausel enthält, die die Wiederaussaat verbietet (sofern sie botanisch überhaupt möglich und nicht schon genetisch ausgeschaltet ist). Mit der Einführung dieses Modells haben die Gentech-Firmen ein System etabliert, das sich selbst erhält. Sie bedienen und schaffen die Nachfrage zur gleichen Zeit.

Wenn der Bauer von heute Saatgut aus seiner eigenen Ernte verwenden will, kann es ihm deshalb passieren, dass er Nachbaugebühren zahlen muss aufgrund des Patentschutzes, der bereits auf vielen Sorten liegt. Im Fall von unkontrolliertem und beim Ackerbau im Freien immer möglichen Auskreuzen von patentiertem genetischem Material kann der eigene Zuchtfortschritt – das Herz landwirtschaftlicher Arbeit, Stolz jedes Bauern und gleichzeitig seine Lebensversicherung – sogar zur Falle werden. Großkonzerne, die ihr Saatgut patentieren lassen, sind hier den Bauern, die zwar mit viel Erfahrung, aber wenig Kapital an ihren Sorten arbeiten, weit überlegen. Denn nur was patentiert ist, ist geschützt. Die von einigen Saatgutmultis ausgehende Patentierung fremder Pflanzenarten hat unter dem Namen »Biopiraterie« bereits Schlagzeilen gemacht.

Neuerdings erteilt das Europäische Patentamt in München auch Schutzrechte auf lebende Organismen. Monsanto hat dort einen Patentantrag auf ein Schweinegen eingereicht, das natürlicherweise unter anderem in der alten Landrasse der Schwäbisch Hällischen Schweine vorkommt. Kaum zu glauben, aber wahr: Ähnliche Patente hat das Amt in den letzten Jahren unbemerkt von der Öffentlichkeit mehrfach erteilt. Diese Behörde finanziert sich übrigens ausschließlich über die bei der Erteilung von Patenten anfallenden Gebühren.

Die schleichende Monopolisierung der Welternährung über die Kontrolle des Saatguts durch die agroindustriellen Konzerne wird mit Motiven der Wohltätigkeit legitimiert: Nur mithilfe der Gentechnik könnten wir den Hunger in der Welt abschaffen, so das raffinierte und mit schöner Regelmäßigkeit wiederholte Propagandaargument von Monsanto, Syngenta, Bayer und Co. Und wer will schon, dass die armen afrikanischen Kinder hungern? Dabei ist dieses Argument heuchlerisch, verlogen und sogar zynisch.

In Wirklichkeit findet Genmanipulation vor allem an Pflanzen statt, die in den reichen Ländern angebaut werden; die Bauern dort haben genug Geld, um das teure patentierte Saatgut zu bezahlen. In Schwellenländern dagegen wird Gentechnik vor allem bei den als Monokulturen angebauten Cash Crops eingesetzt. Auf diese Weise bekommt die agro-industrielle Landwirtschaft die Wirtschaftsleistung ganzer Länder in den Griff. Der für den großindustriellen Anbau von Soja und Palmöl betriebene Landraub in Südamerika hat dort nicht etwa zur Verbesserung der Lebensbedingungen geführt, sondern vielmehr zur Vertreibung von Millionen Menschen – und wird mit Gewalt fortgesetzt. International bekannt wurde das Massaker von Eldorado dos Carajás. Am 17. April 1996 wurden 19 Landarbeiter im brasilianischen Bundesstaat Pará von Polizisten erschossen. Sie waren Teilnehmer des »Marsches für eine Agrarreform«, an dem sich 1.500 Familien beteiligt hatten. Laut brasilianischer Rechtslage dürfen Kleinbauern brachliegendes Land in Besitz nehmen und bebauen, die Demonstranten forderten also nichts als die Umsetzung ihres Rechts. Dennoch erteilte der Staatssekretär für öffentliche Sicherheit, Paolo Sette Câmara, den Schießbefehl gegen die wehrlosen

Familien. (Pikanterweise lud die Konrad-Adenauer-Stiftung den gleichen Paolo Sette Câmara im April 2008 ein zu einem Symposium in
Berlin, um über »Kriminalität und Gewalt als Herausforderungen für
die Demokratie in Brasilien« zu diskutieren.)

Wenn die Bauern mangels Anbauflächen zur Selbstversorgung dann
in die Megastädte gezogen sind, vegetieren sie dort ohne Perspektive
in den Slums dahin. Nur da, wo die ländliche Bevölkerung Subsistenz-
wirtschaft betreiben und auf ein paar hundert Quadratmetern Land
die wichtigsten Grundnahrungsmittel anbauen kann, herrscht Stabilität und Versorgung.

Schon heute sind Schäden durch Gentechnik in enormem Ausmaß
erkennbar. Ob in Mexiko traditionelle Maissorten von gentechnisch
veränderter Ware kontaminiert sind, ob sich Bauern in Indien wegen
ihrer durch die Gentechnik verursachten Missernten das Leben nehmen, oder ob in Kanada Superunkräuter entstehen, derer man nicht
mehr Herr wird – die Schadensliste ist konkret und wächst kontinuierlich. Wohin die Entwicklung führen wird, ist nicht absehbar.

Die Öffentlichkeit jedoch erhält nur vereinzelt Einblick: Wenn das
spektakuläre Ausmaß des Schadens doch allzu aufsehenerregend ist
oder Aktivisten dafür sorgen, dass er aufgedeckt wird. Eine Gesamt-
bestandsaufnahme würde mehr offenbaren, doch diesen Schritt
scheut die Industrie wohlweislich. Ökologisch arbeitende Unternehmen dagegen müssen in Deutschland viel Geld auf den Tisch legen,
wenn sie nachweisen und für den Konsumenten sichtbar machen
wollen, dass ihre Produkte frei von Gentechnik sind. Dabei muss die
Beweispflicht auf der Seite der Industrie liegen, die mit dieser Risiko-
technologie ein Geschäft machen möchte. Wir sollten nicht beweisen
müssen, dass gentechnisch verändertes Saatgut Schaden anrichtet.
Monsanto und die Konkurrenz von Syngenta, Bayer und BASF müssen vielmehr nachweisen, dass ihre Produkte Natur und Menschen
nicht schaden. Ein Alternative dazu gibt es nicht.

Wir müssen unsere Zukunft selbst in die Hand nehmen. Der Schlüssel
zur Veränderung der Verhältnisse liegt in der Pflege von Werten wie
Solidarität und Respekt, in einer Ess- und Agrarkultur. Wir verschlingen immer mehr Rohstoffe und Waren von immer weiter her, und

das auch noch das ganze Jahr über. Jahreszeiten spielen keine Rolle mehr. Alles wird immer besser überwacht und wird doch immer minderwertiger. Was nützt uns die beste Lebensmittelkontrolle, wenn die Qualität der Rohstoffe aufgrund des mörderischen Preisdruckes immer schlechter wird, wenn skrupellose Geschäftemacher jedes noch so kleine Schlupfloch ausnutzen und minderwertige Produkte durch Etikettenschwindel vergolden?

Es gibt einen Ausweg. Carlo Petrini, der legendäre Gründer von Slow Food, nennt die Konsumenten Co-Produzenten. Dahinter steckt die Idee von einem Bewusstseinswandel, von einem anderen Umgang mit dem Essen und auch mit sich selbst. Wir alle entscheiden, was auf unsere Teller kommt und was nicht. Wir dürfen die Einflussnahme darauf nicht den Großkonzernen und dem ebenfalls die Interessen der Industrie vertretenden Bauernverband überlassen.

Solange die Politik nicht für eine grundsätzliche Veränderung der Rechtslage sorgt, sind wir angewiesen auf fundierte Hintergrundinformationen über gentechnisch veränderte Organismen in unserer Nahrung, um Position beziehen zu können in dieser Auseinandersetzung, die uns auf Dauer alle angeht.

Genfood – Das aktuelle Handbuch liefert diese Informationen. Die Hintergrundkapitel im ersten Teil erklären Grundsätzliches zur wissenschaftlichen wie politischen Geschichte der Gentechnik und zeigen im Detail die Zusammenhänge auf zwischen industrieller Lebensmitelproduktion, Gentechnik und Armut. Im zweiten Teil geht es ganz konkret um die einzelnen Rohstoffe und Produkte; in kompakten Kapiteln werden sowohl ihre jeweilige Rolle in unserer Ernährung dokumentiert wie auch die Bestrebungen, gentechnisch in ihre Erzeugung und Herstellung einzugreifen. Ein Index am Schluss gibt einen Überblick darüber, welche Lebensmittel bereits inklusive GVO (GVO = gentechnisch *veränderter Organismus*) im Handel sind. Wer sich vom Kapitel »Was ich tun kann« ermutigt fühlt, selber tätig zu werden, findet im Anhang eine umfangreiche Sammlung von Links und Adressen – sowohl zur weiteren Vertiefung in die einzelnen Themenbereiche wie zur Beteiligung an bereits bestehenden lokalen Aktivitäten oder zum überregionalen Engagement.

Nicht zu vergessen ist jedoch der am nächsten liegende und dennoch wirkungsvolle Schritt, für den keinerlei weiterführende Literatur nötig ist: Interessieren Sie sich für Ihr Essen. Fragen Sie sich, wo es herkommt, übernehmen Sie selber die Verantwortung für Ihre Ernährung. Und nehmen Sie bitte den gedeckten Tisch nicht für selbstverständlich. Das ist er nämlich nicht.

Max Annas und Jürgen Binder
August 2009

Hintergrund

1

Geschichte und Grundlagen der Gentechnik

Die Geschichte der Genetik beginnt mit Gregor Mendel, einem Augustiner-Mönch aus Olomouc, damals Olmütz, gelegen in der heutigen Tschechischen Republik. In den Sechzigerjahren des neunzehnten Jahrhunderts entdeckt er die heute nach ihm benannten Regeln. Er stellt als Erster einen regelhaften Zusammenhang fest zwischen bestimmten Eigenschaften der Elterngeneration bei Erbsen sowie der Verteilung dieser Eigenschaften auf Kinder- und Enkelgenerationen und formuliert danach die Mendelschen Regeln. Mendel ist nicht nur ein wissenschaftlicher Pionier, sondern auch von jenem Forschereifer beseelt, der um jeden Preis zum Erfolg kommen muss. Die Ergebnisse, die ihm als Datengrundlage dienten, waren geschönt, trotzdem befinden sie sich bis heute im Lehrstoff jedes Bio-Leistungskurses.

Zur selben Zeit entdeckt man den Zellkern, und der Wissenschaft wird nach und nach klar, dass in diesem Zentrum der Zelle der Bauplan für das Leben stecken muss. Allerdings wird noch lange niemand erklären können, von welcher Art Substanz man hier eigentlich redet. Man räumt zu dieser Zeit mit vielen Mythen auf – wie zum Beispiel dem, dass der Mann die Erbsubstanz bringe, unterschiedliche aus jedem Hoden, wohingegen die Frau nur das gebärende Gefäß sei. In den Kernen unter dem Mikroskop werden sichtbare Strukturen gefunden, die sich einfärben lassen. Man nennt sie Chromosomen (gr. *chroma* = Farbe, *soma* = Körper).

Die stoffliche Aufklärung der Gene wird erst 1953 abgeschlossen. Nach jahrzehntelangen Forschungsarbeiten gibt es einige Vorerkenntnisse über jene Substanzen, aus denen sich die Kernbausteine zusammensetzen, über das Mengenverhältnis der Kernbausteine untereinander und über die Isolation der DNA. Seitdem besteht Klarheit über das genetische Alphabet mit seinen Buchstaben ACGT, Abkürzungen für die Stoffe Adenin, Cytosin, Guanin und Thymin.

Aber selbst der Weg von dieser Erkenntnis über die Stoffe bis zur Genmanipulation ist noch weit. Noch weiß man zunächst nicht, wie die Information vom Kern in die Zelle gelangt, und wie die Information des Kerns in die Sprache der Proteine übersetzt wird. Für die

Gentechnik müssen Werkzeuge gefunden werden zur Analyse der Kernbausteine, zum Vervielfältigen der Eigenschaften, die man benutzen will, zum Öffnen und Schließen der DNA und schließlich zum Einbau der gewünschten Gene.

Heute wird in der Schule dabei oft ein Bild benutzt, das der Funktionsweise eines Reißverschlusses ähnelt. Man zippt ihn auf, liest die Information ab und zippt ihn wieder zu. Alles ganz einfach und logisch, und die Gene liegen wie Perlen auf einer Schnur – alle klar und leicht erkennbar, eins hinter dem anderen. Aber so einfach verhält es sich nicht.

Die ersten Manipulationen gelingen 1973 an *Escherichia coli,* einem Bakterium, das den menschlichen Darm besiedelt. Erst nach der Entdeckung des Agrobakteriums *Tumefaciens* im Jahr 1983 jedoch sind Menschen in der Lage, an zweikeimblättrigen Pflanzen gentechnische Veränderungen vorzunehmen. Das Bakterium macht den Forschern vor, wie man mithilfe eines ringförmigen Stücks DNA in den Kern eines anderen Organismus eindringt und ihn dann dazu bringt, die Gene des Rings zu übernehmen. Dieses Patent der Natur wird schnellstens kopiert und kann schon bald erfolgreich eingesetzt werden. Ein wesentlicher Nachteil der Methode: Einkeimblättrige Pflanzen wie zum Beispiel Weizen, Mais oder Reis widersetzen sich. Sie sind so nicht zu entern.

Diese Pflanzen brauchen ein anderes Prinzip der gentechnischen Durchdringung, man könnte es Dartpfeil nennen. Dazu werden winzige Goldkügelchen mit den gewünschten Genen bestückt und dann mit Druckluft in die Zellkerne gefeuert. Das klappt jetzt auch bei Weizen, Reis und Mais, aber bei allen Methoden dieser Art der Pflanzenmanipulation gilt: Um kontrollierte chirurgische Eingriffe handelt es sich nicht, sondern um Treffer und Erfolge nach dem Zufallsprinzip. Mit einem Goldkügelchen landet man vielleicht einen Treffer, mit einem anderen jedoch landet man knapp daneben und kommt keinen Schritt weiter. Kein Wissenschaftler weiß, ob oder wie viele Kopien eines Gens auf diese Art in einen Zellkern gelangen, an welcher Stelle der Erbsubstanz sie eingebaut werden, ob sie dort wie gewünscht funktionieren oder vielleicht ganz anders, ob sie in der Umgebung andere Schäden anrichten, oder ob die Genprodukte, die neu in einem fremden Organismus auftauchen, überhaupt Auswirkungen auf den Organismus haben.

Wie findet man nun heraus, welche der beschossenen Zellen gentechnisch manipuliert worden sind und welche nicht? Indem man sie anschließend zum Keimen bringt. Man unterscheidet dabei die manipulierten und die nicht-manipulierten Zellen mit einem Trick. Neben dem erwünschten neuen Gen ist im Beschuss zusätzlich die Widerstandsfähigkeit gegen ein bestimmtes Antibiotikum enthalten gewesen, ebenfalls ein neues Gen. Alle Zellen werden zum Keimen in eine Nährlösung gesetzt, die mit diesem Antibiotikum getränkt ist. So überleben nur die genmanipulierten Pflanzen.

Hier entsteht ein Problem: Obwohl die Forschung mit dem Prinzip Zufall arbeitet, werden ihre Ergebnisse später als Wege zur Erkenntnis verkauft. Und genauso unvorhersehbar wie die Ergebnisse im Labor erzielt werden, wirft das Wirken der Wissenschaftler auf dem Feld später Früchte ab oder nicht – ob der gewünschte Effekt eintritt, ist nicht garantiert und wird von der Wissenschaft gespannt verfolgt.

Nur die realen Auswirkungen werden sofort spürbar: Indische Baumwollbauern bauten neue Baumwolle an, für die sie viel Geld bezahlten. Sie nahmen an, dass die Rechnung »große Investition gleich großer Gewinn« aufgehen würde, doch das stellte sich als Irrtum heraus. Später brachten sich viele von ihnen aus Verzweiflung über die schlechten Erträge und ihre ruinierten Finanzen um. Das Nachrichtenmagazin *Der Spiegel* spricht Ende 2006 von tausend Opfern, die indische Physikerin, Menschenrechtsaktivistin und Trägerin des Alternativen Nobelpreises Vandana Shiva berichtet von über hunderttausend Toten seit Einführung der Gentech-Baumwolle in Indien. Die Bauern wussten nicht, dass sie Teil eines Experiments waren.

Ein weiteres Problem liegt darin, dass es keine freie Forschung gibt. So gut wie jede gentechnische Forschung erfolgt im Auftrag der produzierenden Industrie oder wird von Institutionen und Behörden veranlasst, die am Erfolg der ihr nahe stehenden Industrie interessiert sind. Letztlich arbeiten Industrie wie Behörden gemeinsam daran, dass die sehr hohen Investitionen irgendwie wieder hereingeholt werden können[1]. Jeder erkennbare Fortschritt, etwa eine gentechnisch hergestellte Herbizidresistenz, muss sofort verkauft werden, denn die Investitionen müssen zurückfließen. Gegen diesen Imperativ haben Argumente offenbar keine Chance. Es gibt viele Geschichten von Genetikern oder Gentechnikern, die gegen Ende ihrer Laufbahn durch Kritik am System auffallen. So zum Beispiel Erwin Chargaff, einer der Entdecker der Gene, der seit Anfang der Fünfzigerjahre davor warnte, Lebewesen wie Maschinen zu betrachten. Wer jedoch Ergebnisse publiziert, die das System in Frage stellen, dem wird der Geldhahn abgedreht, der wird von Kollegen gemieden und öffentlich als Spinner hingestellt.

Erleben musste das auch Arpad Pusztai, der gentechnisch veränderte Kartoffeln an Ratten verfütterte, um die Verträglichkeit von genmanipulierten Pflanzen nachzuweisen. Als er erkannte, dass jene Ratten, an die er mit einem Maiglöckchen-Gen manipulierte Kartoffeln verfüttert hatte, deutliche Immunschwächen und Degenerationen der Organe entwickelten, schlug er Alarm. Sein Arbeitgeber, das renommierte Rowett Research Institute in Schottland, verbreitete zunächst stolz diese wichtigen Studienergebnisse, setzte ihn dann aber zwei Tage später auf politischen Druck hin auf die Straße – nach 35 Jahren anerkannter Tätigkeit. Bis heute gibt es keine vorgeschriebenen, standardisierten Sicherheitstests, die GV-Pflanzen durchlaufen müssen. Das britische Parlament rehabilitierte Pusztai zwar, und seine Ergebnisse wurden veröffentlicht in der renommierten medizinischen Fachzeitschrift *The Lancet*[2], aber er konnte bis heute seine Forschungen nicht fortsetzen. Es gibt niemanden, der sie finanziert.

Das dritte Problem: Die Dokumentation von Freisetzungsversuchen ist ungenügend, die ökologischen Begleiterscheinungen werden viel zu wenig untersucht, Resultate nur teilweise veröffentlicht, und es werden keine Konsequenzen daraus gezogen. Dasselbe Problem gibt es bei Risikoprüfungen für Lebensmittel. Der frisierte Forschungsbericht von Monsanto ist ein Beispiel dafür. Als es 2005 um die EU-Zulassung der Maissorte MON863 ging, verschwieg der Konzern die Ergebnisse über Ratten, die nach dem Verzehr des gentechnisch manipulierten Korns erkrankt waren. Auch die Gesetzgebung der Indus-

trieländer ist bemüht, den investierenden Unternehmen weitestgehend entgegenzukommen. So bestätigte die kanadische Rechtspre-
chung Monsanto in dem dreisten Anspruch, Entschädigung zu fordern
für den unerlaubten, weil unfreiwilligen Anbau ihres GVO-Rapses
– und damit für Schäden, die ihre gentechnisch veränderten Rapsblü-
ten auf Feldern angerichtet hatten, die von Farmern mit konventionellem Anbau unterhalten wurden. Die Farmer wurden verurteilt wie
Saatgutdiebe, so geschehen im berühmten Fall von Percy Schmeiser
(vgl. S. 48). Hätte umgekehrt Monsanto den durch Pollenflug oder
Saatgutverschleppung bei Ernte und Transport entstandenen Schaden begleichen müssen, wäre die Firma aus St. Louis längst bankrott.
Stattdessen wurde sie dafür bezahlt, dass ihr Material konventionelle
Farmer in den Ruin trieb, die mit Gentechnik nichts zu tun haben
wollten.

Die eindrücklichste Langzeitstudie zur Freisetzung fremder Organismen hat zwar auch mit Äckern zu tun, stammt aber nicht direkt aus
der Landwirtschaft. Sie dauert mittlerweile über zweihundert Jahre
an und ist immer noch nicht abgeschlossen. Als die britische Krone
Australien kolonisiert, schreibt man das Jahr 1788. Nur ein paar Jahr-
zehnte zuvor hat James Cook die Rieseninsel »entdeckt«, und jetzt,
ein Jahr vor der Französischen Revolution, dirigiert Captain Arthur
Philip elf Kähne nach Port Jackson, dem Hafen des heutigen Sydney.
Ziel des Königshauses ist es, menschliche Fracht in die Ferne zu schi-
cken, vor allem Verurteilte und Verarmte, denn von ihnen gibt es im
Mutterland reichlich. Bis 1868 werden etwa 160.000 Angehörige der
Unterschicht überredet oder gezwungen, den Weg auf die andere
Seite der Erdkugel anzutreten.

Niemand wäre auf den Gedanken gekommen, dass ein anderer Be-
wohner der britischen Inseln, nämlich das Kaninchen (*Oryctolagus
cunilicus*) die menschlichen Neuankömmlinge binnen kurzem an Zahl
deutlich übertreffen könnte. Schon 1788 sind diese possierlichen Nager mit an Bord der elf Fregatten, aber ihre weitere Geschichte ist
nicht weiter dokumentiert, wahrscheinlich wurden sie unterwegs
aufgegessen. 1859 jedoch schleppt Thomas Austin, ein Landbesitzer
mit großer Freude an der Jagd, vorsätzlich 24 Tiere ein, mit dem

Ziel sie umzulegen, aber auch an ihrer Nachkommenschaft auf die Art noch viel Freude zu haben. Genau diesen Punkt hat er ein wenig unterschätzt. In Australien gibt es zu diesem Zeitpunkt außer Beuteltieren und Fledermäusen nicht viele Säugetiere, und so fehlt dem kleinen Engländer, der sein Leben damit verbringt, zu graben und zu rammeln, der natürliche Feind. Bis zum Beginn des zwanzigsten Jahrhunderts sind aus den 24 Tierchen stolze fünfhundert Millionen geworden.

Manipulationen der Natur sind Teil der menschlichen Geschichte, vor allem, seit wir die Ozeane überqueren können. Oft erweisen sich diese Eingriffe in lebendige Abläufe als ein Risiko, dessen Folgen nicht mehr in den Griff zu bekommen sind. Wegen der nach Australien verbannten Kaninchen beschloss die australische Regierung 1901, wenigstens den Versuch zu unternehmen, den Südwesten des Kontinents vor den Vielfraßen zu schützen. Man errichtete den längsten Zaun der Welt – mit achttausend Kilometern Länge. Der Regisseur Philip Noyce hat ihm 2002 in dem Film *Rabbit Proof Fence* ein Denkmal gesetzt.

Beispiele für Eingriffe dieser Art aus einer Zeit lange vor der Gentechnik gibt es viele. Rund um Häfen, entlang von Eisenbahngleisen und Autobahnen findet man Spuren von Pflanzen, die dort einst »gebietsfremd« waren, jetzt aber schneller wachsen als bisher oder mehr Samen ausbilden als in ihrem angestammten Verbreitungsgebiet. Und neben der Erfolgsstory der Kaninchen gibt es noch weitere Geschichten von Tieren, die sich verbreiten, weil sie in ihrem neuen Gebiet keine Feinde haben. Die Wissenschaft hat Begriffe gefunden für diese Neuankömmlinge in Fauna und Flora: *Neophyten* für weit gereiste Pflanzen, *Neozoen* für Tiere. Es ist eine alte Erkenntnis, dass sie niemand mehr einfangen kann, wenn sie erst einmal draußen sind.

In Australien wuchs die Verzweiflung über die Ausbreitung der Kaninchen, bis die Regierung beschloss, den Langzähnen radikaler nachzustellen. 1951, fast ein Jahrhundert nach der Ankunft von Thomas Austin, veranlasste sie, die Kaninchen mit einem Virus zu vernichten, das die tödlich verlaufende Kaninchenpest auslöst. Diese Art der Bekämpfung war bis zu Beginn der Siebzigerjahre wirksam. Dann wurden die Nager gegen das Virus immun, und die Populationen erholten sich wieder. In diesen Tagen wird die Zahl der Kaninchen in Australien wieder auf dreihundert Millionen geschätzt.

1 vgl. Antje Lorch, Christoph Then, »Kontrolle oder Kollaboration? Agro-Gentechnik und die Rolle der Behörden«, o.O. 2008, im Auftrag von Ulrike Höfken (MdB)
2 Dr. Stanley W.B. Ewen, Arpad Pusztai: »Effect of diets containing genetically modified potatoes expressing Galanthus nivalis lectin on rat small intestine«, in: *The Lancet,* Band 354, Nr. 9187, 1999, S. 1353-1354

Biodiversität versus Monokultur

Die Industrialisierung der Landwirtschaft begann eine Weile vor der Industriellen Revolution, sie war ihr Auslöser und sogar ihr Motor. In Europa hat erst die zunehmende Urbanisierung durch den Bau der Fabriken dazu geführt, dass die Landwirtschaft ihre Sozial- und Produktionsstrukturen verändern musste. Die Wiege der großflächigen Landwirtschaft hingegen befindet sich in den USA und Kanada.

Am Anfang steht eine Idee: die Monokultur. Ein großer, zu bewirtschaftender Raum, der Jahr für Jahr einen einzigen Rohstoff hervorbringt, der auf der ganzen Welt begehrt ist und zu hohen Preisen abgenommen wird, wie zum Beispiel Zucker oder Baumwolle. Geboren wird diese Idee in den kolonisierten Landstrichen Nordamerikas und auf den Inseln der Karibik. Das Land für die Umsetzung der Idee ist da, und der Rohstoff prinzipiell auch. Bis zur Erfindung von tauglichen Maschinen für den Einsatz auf großen Feldern wird allerdings noch einige Zeit vergehen. Jetzt entsteht das neue Dreieck der transatlantischen Beziehungen: Truppen, Waren und Missionare fahren mit dem Schiff nach Afrika, von dort werden Sklaven über den Atlantik gebracht, und die von ihnen erarbeiteten Feldfrüchte werden zur Weiterverarbeitung nach Europa geschickt.

Der mithilfe der Sklaverei erwirtschaftete Reichtum ist ein Segen für das bankrotte Europa, das im neunzehnten Jahrhundert einen deutlich sichtbaren Aufschwung erlebt. Die Boomindustrie Textil erhält ihren Treibstoff von dem durch die Sklaverei billig zu gewinnenden Rohstoff Baumwolle. Ausgehend von Großbritannien ist die Textilindustrie mit dafür verantwortlich, dass sich die gesellschaftlichen Strukturen auf dem Kontinent entscheidend verändern. Die Menschen suchen ihr Glück in den Städten und geben dafür den relativ sicheren Zugang zu jener Nahrung auf, die sie bislang auf ihrer eigenen Scholle haben erwirtschaften können. Die arbeitsteilige Gesellschaft, in der wir heute leben, entwickelte sich in wesentlichen Zügen in der Zeit der Industriellen Revolution.

Der Verzicht auf die persönliche Verantwortung für die eigene Nahrung ist das charakteristische Merkmal der arbeitsteiligen Gesellschaft.

Im neunzehnten Jahrhundert gibt es noch kein Fertigessen, dafür fehlen alle Strukturen bis hin zur Elektrizität. Vor allem mangelt es am Transport, der die heutige Lebensmittelindustrie unterhält. Damals beginnen sich Stadt und Land auseinanderzuentwickeln. Die Produktionseinheiten auf dem Land werden größer, und die sich gemeinsam mit der Industrie entwickelnde Forschung kümmert sich schon bald um die Belange der neuen Landwirtschaft. Das Problembewusstsein dürfte rasch geschärft gewesen sein, denn ausbleibende Kartoffelernten haben zahlreiche Hungersnöte zur Folge, ganz besonders verheerend in Irland, wo Mitte des neunzehnten Jahrhunderts bis zu einer Million Menschen verhungern.

Düngung ist keine Erfindung der industrialisierten Landwirtschaft, damit hat man schon mindestens seit der Bronzezeit Erfahrung, also seit mehr als viertausend Jahren. Zuerst und sehr lange düngt man ausschließlich mit menschlichen und tierischen Exkrementen, was bis heute auch bestens funktioniert. Mitte des neunzehnten Jahrhunderts, um die Zeit also, als sich die Landwirtschaft in Europa in ihrem ersten Umbruch befindet, kommen zusätzlich Asche, Kalk und Mergel dazu und zunehmend auch Guano, ein stickstoffhaltiger Dünger, der aus Vogelmist gewonnen und aus Südamerika importiert wird. Justus von Liebig weist 1840 nach, dass man durch die gezielte Zugabe von Stickstoff, Phosphor und Kalium die Erträge erheblich steigern kann. Seit 1910 verfügt dank des Haber-Bosch-Verfahrens nicht nur die Sprengstoffindustrie, sondern auch die Landwirtschaft über die Möglichkeit, unter hohem energetischem Aufwand den Stickstoff der Luft als Ammoniak zu binden und als Dünger zu verwenden. Erst nach dem Zweiten Weltkrieg jedoch werden Phosphor und Stickstoff als Dünger intensiv eingesetzt, Überbleibsel aus kriegswichtigen Produktionen, die entsorgt werden müssen. Da nicht alle Pflanzen positiv auf diese neue Behandlung reagieren, muss die Pflanzenzucht jetzt nachbessern. Nicht zuletzt gilt es fortan, neue Sorten zu kreieren, die große Mengen Dünger vertragen – denn nur solche Hochleistungspflanzen können größere Erträge bringen.

Die Landwirtschaft erfährt währenddessen eine interne Arbeitsteilung. Vom Ende des neunzehnten Jahrhunderts an etablieren sich einzelne Landwirte als Züchter. Die Trennung der Berufe Landwirt und Züchter bringt eine entscheidende Wendung. Bislang hat der Bauer immer über das Wissen verfügt, welche Sorten auf seinem Boden am besten gedeihen, ab jetzt vertraut er immer mehr auf externes Wissen. Auch benutzt er von nun an nicht mehr ausschließlich die eigens zurückgehaltene Saat, sondern kauft neue hinzu.

Die Entwicklung lässt sich nicht aufhalten. Bereits 1913 hat sich der Ertrag pro Hektar Getreide im Vergleich zu 1850 verdoppelt. Dies wird zu dreißig Prozent auf die Zucht, im Wesentlichen aber auf die Düngung zurückgeführt. Die moderne Landwirtschaft verändert Zuständigkeiten und bringt spezialisierte Berufe und Industriezweige hervor. Im Verlauf des zwanzigsten Jahrhunderts entstehen vor allem im Bereich der Züchtung größere Konzentrationen von Unternehmen, die ihren Einfluss auch heute noch weiter ausbauen, wie etwa Pioneer Hi-Bred, Syngenta oder der aus der Süßstoff- und Chemiewaffenproduktion hervorgegangene Konzern Monsanto.

Seit den Sechzigerjahren des zwanzigsten Jahrhunderts verändert sich die Weltlandwirtschaft dann in jene Richtung, die sie heute kennzeichnet. Heute als Grüne Revolution bekannt, basiert diese Entwicklung auf einer Idee der Rockefeller Foundation und wird in großen Teilen vorfinanziert von der Weltbank – der Plan ist die Heranführung der Ökonomien des Südens an das Weltniveau, also an das der Industriestaaten. Dort stellt man sich den Fortschritt anfangs so vor: Wenn die armen Länder in die Lage versetzt würden, riesige Monokulturen zu errichten, dann verfügen sie über eine Einkommensquelle, die niemals versiegen wird. Dies würde auf diesem Weg den Lebensstandard ihrer Einwohner dauerhaft anheben und außerdem Arbeitskraft freisetzen, die für andere Branchen genutzt werden könnte.

Dass die armen Länder davon nun jedoch nicht reicher, sondern in den meisten Fällen noch ärmer geworden sind, gehört heute zum Allgemeinwissen, und schon an weiterführenden Schulen wird gelehrt, dass die Konzentration auf in solchen Monokulturen angebaute Cash Crops für den Export bei gleichzeitiger Vernachlässigung ihrer Weiterverarbeitung in die Verelendung führt. Dennoch wird dieses

Ziel fast bruchlos ein halbes Jahrhundert lang verfolgt, und erst in den letzten Jahren sind Zweifel laut geworden an der Richtigkeit der Strategie.[1]

Für die Farmer in den Entwicklungsländern, die sich auf das Versprechen der Grünen Revolution einlassen, ändert sich etwas Grundsätzliches: Sie geben den landwirtschaftlichen Grundsatz auf, bei dem ihre Familien direkt ernährt werden von dem, was sie anbauen, und begeben sich in die Abhängigkeit von einem System mit kreditfinanziertem, importiertem Saatgut sowie den dazu gehörenden Agrochemikalien und Düngern. Denn die Grüne Revolution wird angetrieben mit den Mitteln modernster Technologie. Die Monokulturen werden erst ermöglicht durch den großzügigen Einsatz von Düngern und Pflanzenschutzmitteln, aber auch durch mehr Technik und höheren Wasserverbrauch. Die besten Böden werden auf diese Art so intensiv ausgebeutet, dass sie nach wenigen Jahren vielfach völlig ausgelaugt sind, erodieren, unbrauchbar werden.

Zeitgleich wird diese Technologie auch in Europa eingesetzt. Hier geht es allerdings weniger um Exportsteigerungen im Agrarsektor als um schlichte Modernisierung, um die Aneignung von Saatgut und Böden durch den erstarkenden Industriezweig des Agrobusiness. Der westdeutsche Wirtschaftsminister Ludwig Erhard spricht in diesem Zusammenhang sogar schon in den Fünfzigerjahren von der Eingliederung der Landwirtschaft in den industriellen Produktionsprozess.

Auf den ersten Blick bringt die industrielle Landwirtschaft viele Vorteile. Sie ermöglicht den Menschen in den entwickelten Ländern den Zugriff auf viele wertvolle Rohstoffe und Nahrungsmittel, die ihnen früher nicht erschwinglich waren. Heute sind ganzjährig erhältliches Obst und Gemüse eine Selbstverständlichkeit, und ehemalige Kolonialwaren wie Kaffee und Kakao, aber auch Tabak, gehören zum Standard selbst der Armen in den industrialisierten Ländern. Nachteile gibt es hingegen für die Produzenten der Ware, denen die Teilhabe am Reichtum bislang verwehrt wird. Auch die ökologischen Konsequenzen sind verheerend, allerdings für alle Länder und Regionen, arme wie reiche, im Norden wie im Süden.

Die bedeutendste und dauerhafteste Folge der Monokulturlandwirtschaft ist die dramatische Sortenverarmung der Kultur- und Wildpflanzen. Wildkräuter, die ihren Raum bislang auf den Feldern gehabt haben, verschwinden einfach, und wichtige Mikroorganismen des Bodens vertragen die neuen Stoffe, die dem Boden zugesetzt wurden, auch nicht. Es sind in erster Linie die guten Böden, die für den Anbau ausgesucht werden, und es sind in erster Linie Hochertragssorten für diese Böden, die im Rahmen der modernen Züchtungsprogramme entwickelt werden. Anpassung an verschiedene Standorte mit unterschiedlichen Bedingungen dagegen gehört so gut wie nie zu den Zielen moderner Zucht. Die angepassten Landsorten sind fast überall auf der Welt verschwunden, Schätzungen zufolge sind heute 90 % der Sorten, die um 1900 noch existierten, verloren. Sie sind verdrängt worden durch den großflächigen Einsatz einheitlicher, marktgerechter Hochleistungs- und zunehmend auch gentechnisch veränderter Sorten.

Das Verschwinden dieser traditionellen Reis-, Weizen-, Kartoffel- und Obstsorten stellt dabei nicht nur einen Verlust für den verwöhnten Gaumen oder für das landwirtschaftlich-kulturelle Gedächtnis der Menschheit dar. Es handelt sich vielmehr um eine Einschränkung mit ganz konkreten Folgen: Mit diesen Pflanzensorten, die über Generationen hinweg von Bauern für eine optimale Nutzung der jeweiligen lokalen Bedingungen gezüchtet worden sind, gehen die Ergebnisse von jahrzehnte- oder gar jahrhundertealter erfolgreicher Züchtungsarbeit verloren. Wir verlieren das genetische Potenzial von Pflanzen, die sich auf dem Feld, in Wechselbeziehung mit ihrer Umwelt bereits bewiesen haben – und damit die Grundlage für die züchterische Weiterentwicklung von angepassten Sorten.

Eine Reaktion auf die zunehmende Vereinheitlichung der Landwirtschaft ist die Einrichtung von Samenbanken fernab der landwirtschaftlichen Produktionsflächen, in geschützten Innenräumen wie Gebäuden etwa oder in ehemaligen Bergwerksstollen.[2] Hier wird genetische Vielfalt aus der ganzen Welt zusammengetragen, mit der bekundeten Absicht, sie zu erhalten und für eine Verwendung in der Zukunft zu bewahren. Saaten müssen aber regelmäßig angebaut werden, damit sie ihre Keimkraft und Qualität erhalten können. Dieser Saatguttresor ist ein verzweifelter Versuch, zu retten, was noch zu retten ist. Abgesehen von der Frage, ob die bedrohten Sorten auf diese Weise zu erhalten sind, besteht dabei eine andere Gefahr: Einem Saatgutkonzern, der Zugriff auf eine solche Samenbank bekäme, wäre es damit besonders leicht gemacht, ein ganzes Weltkulturerbe im eigenen Namen zu patentieren (s. S. 47ff, »Copyright auf Leben«). Solche Projekte sind also eine sehr zweischneidige Sache. Konstruktiver sind Bestrebungen, sortenfestes Saatgut wieder in bäuerlicher Hand zu pflegen und zu vermehren.[3] Biologische Vielfalt selbst ist die wesentliche Grundlage für die Entwicklung der Landwirtschaft.

Im Jahr 1996 ging es auf der Konferenz der Food and Agricultural Organization (FAO) der Vereinten Nationen vordergründig um die Nutzung und den Erhalt der Genbanken, vor allem jedoch um die in der Natur noch vorhandenen Pendants und deren Nutzung: um das »benefit-sharing« der biologischen Ressourcen in den Zentren mit großer Biodiversität. Diese Zentren der Biodiversität liegen allesamt in den Ländern des Südens. Zusammen mit den beschriebenen Genbanken geraten sie zunehmend ins Blickfeld der Agromultis – wer über diese Ressourcen verfügt, hält die Schlüssel zur Weiterentwicklung von Landwirtschaft und Medizin in der Hand. Die Konferenz formulierte Bedingungen, die die Nutzung der Ressourcen unter Wahrung der Interessen der Herkunftsländer und der indigenen Bevölkerung gewährleisten. Ob das entsprechend zu verwirklichen ist, wird sich in den nächsten Jahren zeigen.

Neben der Sortenverarmung gibt es ein weiteres selbstgemachtes Problem: Der Anbau genetisch sehr ähnlichen Saatgutes auf großen Flächen lockt Schädlinge in großen Massen auf den Acker. Viele Insekten sind in ihrem Appetit spezialisiert auf eine bestimmte Pflanze, wodurch eine monokulturell, nur auf maximalen Ertrag ausgerichtete Landwirtschaft automatisch zu dramatisch ansteigenden Schädlingspopulationen führt. Ganz abgesehen davon, dass ihre Rückstände auch dem menschlichen Organismus schaden, helfen Insektizide hier nur bedingt. Wer auf großen Flächen viel vergiftete Nahrung anbietet, zieht die wenigen Insekten an, die das Gift vertragen. Das

Gleiche gilt für Konzepte der Zucht und die wiederholten Versuche, Resistenzen gegen Viren in die Pflanzen einzuzüchten. Der Wettlauf gegen den Schädlings- und Krankheitsbefall ist (wenn überhaupt) nur kurzfristig zu gewinnen und nur dann, wenn man noch genügend Auswahl an resistenten Wild- oder Landsorten hat. Die Gentechnik dagegen ist die konsequente Reaktion der Forschung auf die Empfindlichkeit der Monokulturen: Neue Saaten mit bereits eingebauten Giften sollen den Schädlingen den Appetit verderben – zumindest so viele Insektengenerationen lang, bis auch sie resistent sind gegen die Gen-Gifte.

Dabei gibt es in der Pflanzenzucht längst Ansätze, um mit Sortenmischungen die Krankheitsanfälligkeit zu reduzieren und selbst bei starken Witterungsschwankungen noch Ernten einzufahren. Neue Anbaumethoden mit verschiedenen Feldfrüchten auf einem Acker, intelligente Fruchtwechsel und eine Zucht, die nicht alleine auf Ertrag setzt, sondern zum Beispiel auf gebietsangepassten Ackerbau, sind die Wege, die auch langfristig die Ernährung sichern.[4]

Im tierischen Zweig der industriellen Landwirtschaft sieht es kaum anders aus. Die Massentierhaltung führt zu einem ganzen Fächer von Problemen mit Krankheiten; die Reduzierung der Zucht auf maximalen Ertrag bringt zunehmend anfälligere Tiere hervor. Durch die ausschließliche Konzentrierung auf Fleischzuwachs wird tief in das biologische Gleichgewicht der Tiere eingegriffen. Die Entwicklung des Bewegungsapparats und des Herz-Kreislauf-Systems können nicht Schritt halten mit der Geschwindigkeit und dem Ausmaß des Muskelzuwachses, bei vielen Rassen treten Knochen- und Gelenkprobleme auf. Herz- und Kreislauf-Versagen sind die unausweichliche und oft auftretende Konsequenz. Der Einsatz von Gentechnik in der Tierzucht soll nun Abhilfe schaffen, indem er die Symptome bekämpft, anstatt die Ursache zu beheben. Ziel ist die weitere Beschleunigung der Mast bei gleichzeitiger Vorbeugung von massentierhaltungsbedingten Krankheiten. Ob diese letztlich gegenläufigen Bestrebungen von Erfolg gekrönt sein werden, ist fraglich; ob wünschenswert, eine wiederum ganz andere Frage. In Wirklichkeit geht es aber auch hier um die Patentierbarkeit der Tiere.

Zur Orientierung: Um 1900 dauerte die Mast eines Schweins bis zum Schlachtgewicht von circa sechzig Kilo noch zwei bis fünf Jahre. Heute geht das in fünf bis sieben Monaten und endet bei 110 Kilo. Und zwar noch ganz ohne Gentechnik.

Ein Beispiel für GVO-Experimente in der Tierzucht ist das Wachstumshormon Posilac, das Kühe dazu bringt, mehr Milch zu geben. Monsanto entwickelte es auf gentechnischer Basis und vermarktete es seit 1994. Nach verschiedenen Medienberichten über gesundheitsschädliche Wirkungen bei Tier und Mensch beschlossen viele Milchhersteller, ihre Produkte lieber als hormonfrei zu verkaufen, worauf Monsanto mit der Gründung einer Lobbygruppe reagierte: AFACT *(American Farmers for the Advancement and Conservation of Technology)* bestand im Wesentlichen aus großen Milcherzeugern, die es der Konkurrenz verbieten lassen wollten, ihre Produkte mit dem Label »hormonfrei« in die Regale zu stellen. Nachdem sich jedoch nur wenige politische Entscheidungsträger auf die Seite des Agro-Konzerns stellten, verkaufte der die Rechte an Posilac schließlich an ein kleineres Unternehmen.

Daneben steht ganz weit oben in der gentechnischen Forschung eine Lösung der bestehenden Probleme, die wiederum nicht bei der Ausgangssituation ansetzt, sondern zum Ziel hat, die Tiere ihrer industriellen Umgebung anzupassen. Als Teil der Produktionsmaschinerie sollen die Fleisch-, Milch- und Eierlieferanten der Zukunft gentechnisch mit Resistenzen gegen massentierhaltungsbedingte Krankheiten und minderwertiges Futter ausgestattet werden – ganz einfach.

1 Vgl. Weltagrarbericht des Weltagrarrats. Johannesburg 2008
(unter www.agassessment-watch.org herunterzuladen; unautorisierte deutsche Übersetzung: www.agassessment-watch.org/deutsch.htm)
2 Der Norwegische Staat hat im Jahre 2008 auf Anregung der FAO und anderer internationaler Organisationen in Svalbard, achthundert Kilometer südlich des Nordpols, eine Genbank im ewigen Eis errichtet.
3 Getreidezüchtung Peter Kunz – Verein für Kulturpflanzenentwicklung, arbeitet seit 25 Jahren als unabhängiger und aus Spenden finanzierter Schweizer Verein an der Züchtung von Getreidesorten für den ökologischen Anbau (gz.peter-kunz.ch).
4 Nach Aussage der Ökoanbauverbände hat z.B. der Maiswurzelbohrer, ein Wurzelschädling, bei einem intelligenten Fruchtwechsel keine Chance.

Gentechnik und das Scheinargument Hunger

In der Selbstdarstellung der Gentechnik-Unternehmen funktioniert die ganze Sache so: Mit der verbesserten Erntesicherheit, die ihre Produkte liefern, haben vor allem kleine Bauern mehr Gewissheit, ihre Familien ernähren zu können. Zudem brauche die permanent wachsende Weltbevölkerung steigende Erträge, um nicht flächendeckend im Hunger unterzugehen. Beide Behauptungen fokussieren natürlich echte Probleme. Kleinbauern im Süden der Erde brauchen Erntesicherheit; und mehr Nahrung für mehr Menschen ist ebenfalls eine gute Idee. Die Fragen sind aber: Profitieren die Bauern im südlichen Teil der Welt tatsächlich von der Technik, so wie es die Gentech-Industrie stets aufs Neue ankündigt? Und worin liegen die eigentlichen Ursachen für den Hunger im Süden?

Auf den ersten Blick ist es eine reizvolle Idee, mithilfe der Gentechnik den Hunger in der Welt zu bekämpfen. Aber können die Industrie und ihre Fürsprecher dieses Versprechen auch halten? Kann Gentechnik tatsächlich einen Beitrag dazu leisten, dass sich die Erträge mehren und Produzenten und Abnehmer in notorisch von Armut und Hunger betroffenen Ländern das bekommen, was sie am dringendsten brauchen, nämlich Nahrungssicherheit? Schön wäre es. Eltern können sich nur dann Gedanken über die Schullaufbahn ihrer Kinder machen, wenn diese nicht vor ihren Augen verhungern. Im Elend gehen Kinder nicht zur Schule.

Die Zahl der Menschen, die hungern oder permanent unterernährt sind, bewegt sich gerade auf die Milliarde zu. Und die Ursachen dafür sind vielfältig. In den reichen Ländern wird Hunger nur punktuell wahrgenommen, wenn er durch Missernten, Dürren oder Naturkatastrophen, die es ja tatsächlich gibt, medienwirksam auf sich aufmerksam macht. Dann laufen die Hilfswellen an und tragen Brot in die Welt. Aber der so entstehende Hunger ist nur ein Teil des Bildes.

Viele Millionen Familien weltweit stellen kleine Armutsökonomien dar, die in einer wackligen Balance zwischen alltäglichem Hunger und alltäglichem Überleben irgendwie über die Runden kommen. Wenn aber etwas schief geht, wenn die Ernte für den eigenen Haushalt oder für den Verkauf ausfällt; wenn ein Grundnahrungsmittel teurer wird, der Preis für eine Cash-Crop-Sorte an der Nahrungsmittelbörse in Chicago fällt, oder wenn eine Arztrechnung bezahlt werden muss; wenn auch nur irgendetwas geschieht, das diese Balance erschüttert, dann hungert eine Familie und ist der Verelendung ausgesetzt.

Millionen von Kleinbauern haben in den letzten Jahrzehnten ihr Land verloren, von dem sie sich und ihre Familien ernähren konnten, viele von ihnen durch Vertreibung. Sie flohen in die Städte, wo sie in den Slums landeten. So etwas passiert in Indien, im Niger, in allen Staaten Zentralafrikas und auch in Brasilien. Dabei sagte der damalige UN-Sonderberichterstatter für das Recht auf Nahrung, Jean Ziegler, dem *Independent* im Jahr 2007, dass mit den vorhandenen Nahrungsmitteln etwa 12 Milliarden Menschen ernährt werden könnten. Zur Zeit leben etwa halb so viele auf der Erde. Der Hunger ist also kein Problem der Produktion, sondern eines der Verteilung.

Vor der Gentechnik haben wir schon einmal eine Entwicklung erlebt, die versprach, die Menschen endlich von dem unwürdigen Schicksal des Hungers zu befreien. Bei der sogenannten Grünen Revolution handelte es sich ebenfalls um eine Erfindung der Chemieindustrie, die das technisch Machbare von den Sechzigerjahren an als das ethisch wie politisch Wünschenswerte darstellte. Tatsächlich hat der Einsatz von Pestiziden und Turbodüngern in einigen Ländern und bei einigen Rohstoffen zunächst eine große Ertragssteigerung bewirkt.

Das hatte allerdings seinen Preis. Eine direkte Folge waren zahllose von der Monokultur ausgelaugte Böden. Aber mehr noch als die Böden litten die Menschen. Denn die Turbodünger und Pestizide waren zwar für die Erde in den Ländern des Südens hergestellt worden, aber nicht im Sinne derer, die sie bearbeiteten. Denn sie bauten dort nicht an, was sie hätte satt machen können. Die Strategie von Weltbank und IWF sah auch hier vor, dass die armen Länder Afrikas, Südasiens und Südamerikas in die Lage versetzt werden sollten, über die Produktion von Cash Crops, also ausschließlich für den Export angebauter Rohstoffe, Devisen zu erwirtschaften und sich auf diesem Weg an das Niveau der industrialisierten Länder heranzuarbeiten. Zu diesem Zweck wurden ihnen dementsprechend auch Kredite gewährt.

Die Konzentration auf große Flächen und große Mengen für den Export brachte zuallererst Vorteile für jene Länder, die die Waren bestellten. Erst die Grüne Revolution versetzte Industrie und Handel in Europa und Nordamerika in die Lage, das Angebot aufzustellen, das wir heute aus den Supermärkten kennen. Rohstoffe, die unter der Sonne des Südens wachsen, bilden die selbstverständliche Ergänzung zu denen, die auch auf heimischem Boden gedeihen. Aus Sicht der reichen Länder im Norden war das Programm Grüne Revolution also erfolgreich. Es hat die heutigen Handelswege etabliert und die Hierarchien gefestigt, die zwischen Arm und Reich gelten. Die Länder des Südens dagegen wurden dadurch endgültig zu Lieferanten degradiert, die für gedeckte Tische im Norden sorgen. Den Hunger hat die Grüne Revolution nicht beseitigt. Im Gegenteil: Der Export unverarbeiteter Agrargüter macht die Menschen arm und treibt sie dem Hunger entgegen.

Die technische Revolution mit Superdüngung und Chemie auf dem Feld hat den Hunger in der Welt also nicht gestoppt. Sie hat ihn sogar konsequent vermehrt. Und jetzt ist es ausgerechnet wieder die chemische Industrie, die behauptet, eine Lösung für das Problem des Welthungers in der Hand zu haben. Gentechnische Manipulationen wurden bislang in erster Linie durchgeführt, um Probleme zu lösen, für die es bereits andere funktionierende Lösungen gibt und die weit weg von den armen Ländern des Südens aufgetaucht waren. Wer sich anschaut, für welche und mit welchen Rohstoffen die ersten großflächigen Experimente veranstaltet wurden, kommt dem Ursprung der Forschung auf die Spur. Soja, Mais, Raps und auch die Baumwolle sind Früchte von Monokulturen in den USA. Ihnen galt zunächst auch das Interesse der industriellen Forschung.

Nur in wenigen Fällen konzentrieren sich die Versuche bislang auf die Manipulation von Saatgut für Pflanzen, die in erster Linie arme Menschen ernähren. Der »Golden Rice« mit seinem erhöhten Vitamin A-Gehalt ist so ein Produkt. Noch nicht zugelassen, aber schon heftig diskutiert zwischen den beteiligten Wissenschaftlern und Umweltorganisationen, soll er auf die Bedürfnisse jener Menschen zugeschnitten sein, die vor allem von Reiskörnern und nichts anderem leben.

Das tun sie nicht etwa, weil sie kein Interesse daran haben, zum Reis die Sauce, das Gemüse oder den Fisch zu verzehren, sondern weil sie zu arm sind und nichts anderes haben. Die Rechnung lautet nun, ihnen über das Plus an Vitamin A ein typisches Leiden zu ersparen. Vor allem die Kinder erblinden nämlich, wenn ihnen im Wachstum Vitamin A fehlt. Nur zielt die Lösung am Problem vorbei. Schon heute sind viele Menschen, die in den reisproduzierenden Ländern leben, eben nicht in der Lage, sich das für sie nötige Maß an gesunder Nahrung zu kaufen. Vorhanden ist diese Nahrung jedoch, und besäßen die Menschen die nötigen Mittel, könnten sie sich diese ebenso gut besorgen wie den neuen, teuren Reis.

Der Stand der Dinge auf den Feldern

Der kommerzielle Anbau von gentechnisch verändertem Saatgut beginnt 1996, im selben Jahr, in dem das schottische Klonschaf Dolly der Öffentlichkeit vorgeführt wird. Im November erreichen die ersten Schiffe mit gentechnisch verändertem Soja aus den USA europäische Häfen. Auf der anderen Seite des Atlantiks startet im selben Jahr der Anbau gentechnisch manipulierten Sojas, und im November erreichen die ersten Schiffe mit gentechnisch verändertem Soja aus den USA europäische Häfen. Mit den Schiffen erreicht auch die Debatte über den Einsatz gentechnisch manipulierter Saaten und Rohstoffe endgültig Europa.

In den USA sind es vor allem vier Pflanzen, die im Zentrum der Forschung stehen: Soja, Mais, Baumwolle und Raps, die dort allesamt in großen Monokulturen angebaut werden. Die riesigen Anbauflächen sind anfällig für Schädlinge und Krankheiten. Hier ist wieder der bekannte Anreiz für die industrielle Forschung zu finden, nämlich die Suche nach Lösungen, die das Agrarsystem der Monokultur nicht in Frage stellen.

Der Marktführer für Herbizide, das US-Unternehmen Monsanto, hatte mit seinem verbreitet eingesetzten Mittel RoundUp, einem Unkrautvernichtungsmittel, allerdings noch ein ganz anderes Problem. Das Patent für das begehrte Gift drohte im Jahr 2000 auszulaufen. Um nun die Kundschaft dauerhaft an sich zu binden und nicht der billigeren Konkurrenz in die Arme zu treiben, entwickelten sie zum Gift gleich noch die passende Pflanze hinzu. Heute verkauft der Konzern Gift und gentechnisch dagegen gestählte Pflanze im Paket.

Bis heute sind es diese vier Pflanzen, die im Zentrum der Diskussion stehen, wenn es um den Einsatz von Gentechnik geht. Zwar wurden noch zahllose weitere Saaten durch die Labors geschickt, um Herbizidresistenzen herzustellen, etwa die von Erdnuss oder Reis, oder um den Anteil von Stärke zu erhöhen, wie bei der Kartoffel, oder den Anteil von Zucker, wie bei der Weintraube. Manche von ihnen erweisen sich aufgrund ihrer eher lokalen Bedeutung auf Dauer nicht als interessant genug für teure Experimente.

Wie sehr die Durchdringung verschiedener Märkte gelungen ist, zeigt sich an einzelnen Zahlen. So betrug der Anteil von gentechnisch manipuliertem Soja in einem Land wie Argentinien, das praktisch keinen eigenen Bedarf an den Produkten hat, die aus der Pflanze gewonnen werden, und nur für den Export anbaut, im Jahr 2007 beinahe 100 %. Die Baumwollernte in Südafrika von 2007 erbrachte zu knapp 90 % Rohstoffe aus gentechnisch manipulierten Saaten. Im gleichen Jahr bestanden in Kanada und den USA, neben China und Indien zwei der größten Produzenten von Raps, 87 % beziehungsweise 82 % der Erntemenge aus gentechnisch veränderten Rohstoffen.

Die unter anderem von der Industrie selbst finanzierte Datenbank transgen.de weist die USA im Jahr 2008 als das Land mit den größten Anbauflächen für genetisch manipulierte Rohstoffe aus. Neben den oben erwähnten Pflanzen wachsen auf den entsprechenden knapp sechzig Millionen Hektar Land in nennenswerten Mengen außerdem Zucchini, Papaya, Alfalfa und Zuckerrüben. An zweiter Stelle kommt Argentinien mit 21 Millionen Hektar, auf denen Soja, Baumwolle und Mais stehen. In Brasilien werden auf knapp sechzehn Millionen Hektar Soja und Baumwolle angebaut. Es folgen Kanada (Raps, Mais, Soja, Alfalfa) und Indien (Baumwolle) mit jeweils 7,6 Millionen Hektar und China (3,8 Millionen: vorwiegend Baumwolle), Paraguay (zwei Millionen: Soja) und Südafrika (1,8 Millionen: Mais, Soja, Baumwolle). In der Europäischen Union nimmt vor allem der Maisanbau in Spanien zu, der rumänische Anbau von Soja ist mit dem Beitritt zur EU hingegen eingestellt worden, da nicht zugelassen. Frankreich hat die Aussaat von gentechnisch verändertem Saatgut 2008 verboten. In Deutschland ist der Anbau von Genmais MON 810 seit Frühjahr 2009 nicht mehr erlaubt – was jedoch nicht bedeutet, dass Genmais grundsätzlich verboten wäre; es geht dabei nur um eine einzige Sorte.

Im Jahr 2005 waren 71 % aller Anbauflächen mit gentechnisch manipuliertem Saatgut herbizidtolerante Variationen. Insektenresistente Baumwolle und Mais machten 18 % aus. Den allergrößten Anteil der herbizidresistenten Saaten verkaufte Monsanto, seit 2005 die größte Firma für Saatgut weltweit, mit seinen RoundUp Ready-Versionen von Soja, Baumwolle, Mais und Raps.

Wer diese Saaten einsetzt, kann zusätzlich auch das namensstiftende Pflanzengift RoundUp einsetzen, das in der Produktbeschreibung als »nichtselektiv« bezeichnet wird. Übersetzt bedeutet das, dass es sich nicht gegen eine bestimmte Pflanze richtet, sondern alles Leben auf dem Acker vernichtet – das Einzige, was übrig bleibt, ist die zugehörige GVO-Pflanze aus dem Hause Monsanto, die diesem Breitbandgift gegenüber resistent ist. Genau darin besteht das Kunststück der Wechselwirkung zwischen Gentechnik und Gift. Wenn alles nach Plan läuft jedenfalls.

Die herbizidresistenten Saaten sind in erster Linie entwickelt worden, um Landwirten, die Monokultur in großem Stil betreiben, die Arbeit zu erleichtern. Von dieser Seite kommt auch bis heute Zustimmung zum Projekt Gentechnik. In den nordamerikanischen Staaten ist der Anteil gentechnisch veränderten Saatguts in den letzten Jahren rapid gewachsen. Vor allem dank der RoundUp-Ready-Angebote, die einem Farmer das Arbeitsleben einfacher machen – solange er sich nicht groß den Kopf zerbricht über Pollenflug von gentechnisch manipuliertem Material oder die Zerstörung traditioneller Pflanzen sowie ihres Saatguts. Die vordergründige Erleichterung ist keine unbedeutende. Denn das Rundum-Angebot von RoundUp nimmt einem das Nachdenken über die verschiedenen Mittel ab, mit denen man einer großen Vielfalt von Unkraut und anderen unerwünschten Pflanzen individuell zu Leibe rücken kann.

Weil das so simpel wie sicher funktioniert, hat es einen solchen Erfolg. In Farmerkreisen wird dieser praktische Vorteil mit »Convenience« bezeichnet, einem Begriff, den man auch aus der Nahrungsmittelindustrie kennt, wo er vorgefertigte Produkte bezeichnet, die man nur kurz in die Mikrowelle schieben muss, um sie in einen essbaren Zustand zu bringen. Übersetzt wird *convenience* am besten mit Bequemlichkeit. Und diese Erleichterung überzeugt die Bauern, obwohl sogar Monsanto selbst zugibt, dass der Anbau genveränderter Pflanzen einen Minderertrag von 5 bis 10 % bringt. Dass schwer nachvollziehbar ist, wie Gentechnik auf die Art dann zukünftig den Hunger in der Welt bekämpfen soll, kommt dennoch selten zur Sprache – die richtige Öffentlichkeitsarbeit macht's.

Der Bequemlichkeitseffekt des Allroundvernichters samt seiner GVO-Ergänzung schwindet freilich, wenn es in den Anbaugebieten mehr und mehr Sorten Unkraut gibt, die nach und nach ebenfalls resistent werden gegen RoundUp. Immer mehr Farmer in den USA und Kanada sind davon betroffen und müssen weitere Gifte einsetzen, womit der Forschungszweck sowie das Verkaufsargument, der Bauer müsse weniger Spritzmittel ausbringen, ad absurdum geführt werden.

Selbst das United States Department of Agriculture (USDA) erklärte 2006, dass »gegenwärtig in Umlauf befindliche genmanipulierte Crops das Ertragspotenzial von hybriden Pflanzen nicht steigern. (...) Der Ertrag kann sogar sinken, wenn die herbizidtoleranten und insektenresistenten Sorten nicht zu den allerhochwertigsten Zuchtreihen gehören.«

Wenn Genpflanzen weniger Ertrag bringen, weshalb steigen die Bauern dann nicht wieder aus und verwenden ihr traditionelles Saatgut? Die Antwort hat zwei Facetten. Die lapidare: Sie haben es nicht mehr, und es ist am Markt nur unter größten Mühen zu bekommen; die skandalöse: Bauen sie auf einem ehemaligen Gen-Acker wieder normale Pflanzen an und keimt dann auf diesem Acker das Gen-Saatgut vom Vorjahr, das bei der Ernte durch den Mähdrescher gefallen war, dann laufen sie Gefahr, wegen Patentverletzung angezeigt zu werden, hohe Strafen an den Patentinhaber oder zumindest Lizenzgebühren für die ganze Ernte zahlen zu müssen. Sie befinden sich in einem Teufelskreis, aus dem kaum noch herauszukommen ist. Viele Gentechnikkritiker halten die Rechtsauffassung des Obersten Kanadischen Gerichtshofes in dieser Sache für sittenwidrig.

Beispiellos ist die Verbreitung der gentechnisch veränderten Sojabohne. Vor allem in Südamerika ist sie als Cash Crop nicht wegzudenken. Dort wächst der Rohstoff, wenn in den USA Winter ist, sodass Soja ganzjährig verfügbar ist. In den Neunzigerjahren wird das finanziell am Boden liegende Argentinien bei extrem hohen Weltmarktpreisen für Soja zum Global Player. Große Firmen pachten das Land von verarmten Farmern und vertreiben die noch verbliebenen Kleinbauern, die mit ihrer Landwirtschaft sich und ihre Familie ernähren können, von ganzen Landstrichen. Korruption und Protektion spielen oftmals eine entscheidende Rolle im Kampf um die Landrechte. Großunternehmer beginnen, die Frucht in großen Dimensionen anzubauen, und zwar unter besonders attraktiven Bedingungen: Monsanto verzichtet zunächst auf Lizenzen für seine Saat – das könnte die Markteinführung erleichtern. Bei den Farmern in Nordamerika, die ihr Saatgut weiterhin bezahlen müssen, ruft dieser Schritt natürlich Empörung hervor.

Die Nachfrage in Sachen Soja basiert wesentlich auf einem neuen Tabu in Europa: Seit BSE ist die Fütterung mit Tierabfällen verboten. Allerdings ist schnell so viel Soja auf dem Markt, dass der Weltmarktpreis wiederum drastisch fällt. Als dann noch klar wird, dass argentinische Farmer Saatgut einfach weitergeben, obwohl es ihnen von Monsanto im Vertrag verboten ist, versucht der Konzern, seine Lizenzen auf dem Weg über europäische Häfen einzutreiben. Aber die EU erklärt, dass sie für derlei Fälle nicht zuständig sei. Monsanto zieht sich aus Argentinien zurück. Die Erträge aus dem Soja, die einige wenige Großgrundbesitzer und Pächter schnell reich gemacht haben, sind in den folgenden Jahren stark rückläufig. In Brasilien, wo die Anbaufläche bis dahin seit Jahren konstant wächst, bleiben 2005 erstmals einst für Soja genutzte Flächen brach liegen. Trotzdem nehmen die Anbauflächen weltweit bis heute zu.

In Europa will Monsanto demnächst mit einem aggressiven Kontroll- und Repressionsmechanismus das Eintreiben von »Technologiegebühren« beginnen.[1] Wie die Öffentlichkeit und die Bauern darauf reagieren, ist abzuwarten.

Die Eroberungsstrategie für Südamerika folgte der Logik der Industrie. Der boomende Rohstoff Soja wird auf neuen riesigen Einheiten angebaut. Zwar sind die politischen Bedingungen komplett verschieden, wenn in Argentinien Firmen kleine Parzellen zu einem großen Ganzen zusammenfügen oder in Brasilien der Regenwald fällt, um dem Anbau von Viehfutter für Europa Platz zu machen – eines jedoch ist immer gleich: Für solche Monokulturen wurde RoundUp Ready-Soja geschaffen. Ein Wermutstropfen ist dabei, dass die Performance von Monsantos Saat lange nicht so gut ist wie versprochen. Längere Trockenperioden in einigen Teilen Brasiliens und Paraguays führen zu schlechten Ergebnissen. Die Ernte aus RoundUp Ready-Soja bringt bis zu 40 % weniger als konventionelles Saatgut, wenn es dem Saatkorn und der Pflanze zu warm wird.

Funktioniert die gigantische Sojaproduktion Südamerikas noch ganz im Rahmen der Vorstellungen von industrieller Landwirtschaft, so liegen die Dinge bei der Baumwolle komplett anders. Der Rohstoff wird in Asien und Australien, in Afrika und auch auf dem amerikanischen Kontinent unter völlig unterschiedlichen Bedingungen angebaut und geerntet. Der Agrarindustrie der USA zum Beispiel stehen in China ebenso große Einheiten gegenüber, die Flächen, die chinesische Kleinbauern daneben bearbeiten, sind zusammengenommen aber ebenso riesig. Mit rund 14 Millionen Baumwollbauern und mehr als 25 Millionen Ballen war China 2007 der Baumwollproduzent Nummer eins. Im westafrikanischen Burkina Faso wiederum ist die Baumwolle eher eine Sache der Dörfer und Communities, die die Ernte in die Hand halbstaatlicher Zentralvermarktung geben.

Auch von der Baumwolle gibt es eine RoundUp Ready-Version, die von Monsanto in alle Welt verkaufte insektenresistente Sorte mit dem eingebauten *Bacillus thuringiensis*. Diese sogenannte Bt-Baumwolle ist in China schon seit 1997 im Anbau, und in den ersten Jahren war der Ertrag in vielen Gegenden ihres Einsatzes auch höher als dort, wo konventionell gearbeitet wurde. Doch seit 2004 kippt der Trend. Andere Schädlinge als die Baumwollkapselraupe, die mit dem Bt vernichtet wird, tauchen auf. Die Blindwanze macht es sich gemütlich, wo es keine tierische Konkurrenz mehr gibt. Die Farmer sind dadurch gezwungen, fünfzehn- bis zwanzigmal so viele Pestizide zu sprühen wie früher, um diese Spezies zu bekämpfen – und das bei der Baumwolle, die von allen Ackerfrüchten ohnehin den höchsten Chemie-Einsatz verlangt.

In Indien ist Baumwolle die Sache vieler Kleinbauern, vor allem in den Bundesstaaten Maharashtra, Gujarat und Andhra Pradesh. Dort ist es Monsanto mit einer aggressiven Werbekampagne gelungen, sie zum Umsteigen auf die Bt-Saat zu überzeugen. Ihre Bt-Baumwolle, die den *Bacillus thuringiensis* enthält, vernichte die Baumwollkapselraupe, versprechen sie den Bauern, deren Ernte in der Vergangenheit schon oft von der Raupe zerstört wurde. Das Geschäft mit der Angst geht auf: Tausende lassen sich von dem Versprechen locken, mit Bt-Saat würde alles einfacher. Man hätte zwar weitaus höhere Kosten, dafür aber mehr Sicherheit bei den Einnahmen. Die Folgen sind verheerend. Unter den Bedingungen Indiens funktioniert die Resistenz gegen die Raupe nicht wie erwartet. Der Schädling ist munter und hungrig, und als er sich auf den Feldern satt gefressen hat, fällt die Ernte weitaus schlechter aus als prognostiziert.[2] Nach einer erschütternden Welle von Selbstmorden unter den überschuldeten Bauern beschließt die indische Regierung 2008, allen Bauern bis zwei Hektar Grundbesitz sämtliche Schulden zu erlassen.

1 *Top Agrar* 3/2009
2 Vandana Shiva, Afsar H. Jafri, Ashok Emani, Manish Pande, *Seeds of Suicide: The Ecological and Human Costs of Globalisation of Agriculture.* New Delhi 2000

Der Stand der Dinge auf den Feldern

Copyright auf Leben

Wir kennen alle das Bild vom verrückten Erfinder, der in seinem Labor an einer aufsehenerregenden Erfindung bastelt. Vielleicht entwickelt er gerade eine Methode, die Wasser dazu bringt, bergauf zu fließen. Ein Patent ist nach allgemeiner Vorstellung der Rechtsschutz für den Erfinder, der damit seine Idee bei einer Behörde hinterlegt. Er verhindert damit, dass jemand anderes oder eine Firma seine tolle Idee zu Geld macht, ohne ihm in angemessener Weise etwas davon abzugeben. Dieses Bild ist nicht ganz falsch. Wer aber ein Patent anmelden will, vor allem, wenn es weltweite Geltung haben soll, hat erhebliche Hürden juristischer und finanzieller Art zu nehmen. Wer gar durchsetzen will, dass seine Erfindung nicht kopiert wird, noch viel mehr.

Die Gentechnologie nun macht eine ganz neue Art der Patentierung möglich. Erst durch die Entschlüsselung des genetischen Alphabets einer seit langem bekannten Nutzpflanze oder eines Tieres sind deren Codes als Standards formulierbar. Man mag es als frechen Kniff ansehen oder als eiskaltes Verbrechen, was die texanische Firma Rice Tec 1997 startete. Sie meldete nämlich in den USA das Patent auf Basmati-Reis an, eine Sorte, die seit Jahrhunderten in Indien und Pakistan angebaut wird. Nach einigem Zögern ging der indische Staat gegen das Patent vor und erreichte schließlich dessen Aberkennung. Seither verkauft Rice Tec den nicht von ihnen erfundenen, aber »entschlüsselten«, in den USA gewachsenen Basmati-Reis exklusiv und ausschließlich in den USA unter dem Marken-Namen »Kasmati«, mittlerweile durch die Tochterfirma Riceselect. Das ist nur ein Beispiel unter vielen, und nur eines unter sehr wenigen, in denen die Anmelder solcher Biopatente scheiterten.

Patente sind der Versuch, die Leistung eines Individuums oder eines Unternehmens innerhalb eines Staatsgebietes oder einem ähnlichen Zusammenhang zu schützen. Heute werden sie von Gerichten erteilt. Das Patent auf ein Speichermedium für einen abendfüllenden Film, zum Beispiel für eine DVD, muss ein international agierendes Unternehmen innerhalb aller Märkte anmelden, die es zu bedienen gedenkt. Nicht anders geht es einem Unternehmen, das einen längst bekannten Reis anmelden möchte. Während ihr Patent auf Basmati-Reis in den USA zunächst anerkannt wird, scheitert Rice Tec innerhalb der EU.

Der grundsätzliche Unterschied zwischen dem Speichermedium und dem Reis ist der folgende: Reis vermehrt sich von ganz allein. Von den späten Siebzigerjahren an bietet die Gentechnik, die Technik des Lebendigen, ausreichend Gelegenheit, in neuen Kategorien von Eigentum zu denken. Ein Gen ist eine Substanz, die sich mithilfe des genetischen Alphabets beschreiben lässt. Wer den genetischen Code einer Eigenschaft kennt, hat nun den Stoff – ähnlich wie die chemische Formel eines Medikamentes, den man beschreiben kann. Seine Eigenschaften in einem Lebewesen, gleich ob Pflanze oder Tier, sind angeblich vorhersagbar. Damit soll das Lebewesen mit diesem Gen auch patentierbar sein. Ein Patent ohne Kontrolle wäre nicht wirksam: Noch kleinste Spuren des Eigentums sind nachweisbar. Das Wunderbare am Lebendigen: Es vermehrt sich von selbst, und auch die Nachkommenschaft des Eigentums ist lizenzpflichtig.

Berühmt geworden ist der Prozess gegen den kanadischen Rapsfarmer Percy Schmeiser. Am Rande seines – eigentlich konventionell bewirtschafteten – Feldes fanden von Monsanto beauftragte Detektive Spuren von gentechnisch manipuliertem Raps, dort vermutlich gelandet, als ein LKW mit GVO-Saat oder -Ernte vorbeifuhr. Monsanto forderte daraufhin Geld von Schmeiser, basierend auf der Unterstellung, dass er ihren GVO-Raps anbaue, ohne dafür zu bezahlen, und ging mit dieser Forderung sogar vor Gericht. In dritter Instanz räumte der oberste kanadische Gerichtshof 2002 den Patentansprüchen Monsantos Vorrang ein vor den Eigentumsansprüchen Schmeisers. Die komplette Ernte Schmeisers von sechshundert Hektar Land gehöre dem Konzern – auch die Ernte jener Parzellen, bei denen keinerlei genetische Spuren von Monsanto-Saatgut feststellbar waren. Von der Zahlung von Patentgebühren wurde der Farmer befreit, da er keinen Vorteil aus der Nutzung des Gensaatgutes gezogen habe.

Wenn das Recht auf die Nachkommen des gesäten Eigentums in den Händen eines Konzerns liegt statt beim Bauern, dann verändert das die ganze innere Logik von Gesellschaften. Landwirte haben von ihrer Ernte stets einen Teil einbehalten, um ihn in der darauffolgenden Saison für die Aussaat zu benutzen. Damit waren sie unabhängig. Sie wählten das Saatgut sorgfältig aus und verwendeten nur die besten Körner. Mit ihrer Kenntnis der regionalen Besonderheiten konnten sie auch sehr spezifisches Saatgut für den optimalen Anbau vor Ort aussuchen. Ihr Wissen um die Fähigkeiten des Bodens und die Möglichkeiten des Saatguts half ihnen, eine gute Ernte einzufahren. Und mit diesem Wissen sicherten sie denen, die sie mit ihren Produkten belieferten, dass auch im folgenden Jahr etwas zu essen auf den Tisch kam. Diese Methode der Kreislaufwirtschaft stellt die Grundlage einer regionalen Ernährungssouveränität dar. Wirtschaftskonzerne, die an globalen Lösungen arbeiten, können weder lokales Wissen ersetzen noch liegt der Erhalt dieser Ernährungssouveränität in ihrem Interesse.

Wer patentiertes Saatgut erwirbt, um sein Soja oder seinen Raps frei von Schädlingen wachsen zu sehen, erwirbt nichts als das Recht, den gekauften Samen ein einziges Mal auszubringen, vergleichbar der Lizenz für ein Computerprogramm, welches nur auf einem einzigen Rechner eingesetzt werden darf. Ist die Ernte eingefahren, kauft der Landwirt vom Saatgutanbieter ein Jahr später erneut den Samen. Verboten ist es ihm, aus der Ernte Saatgut zu gewinnen, und selbst gewonnenes Saatgut zu verkaufen, erst recht. Er unterschreibt zahlreiche Verträge, in denen es um hohe Konventionalstrafen geht für den Fall der Zuwiderhandlung. Pech hat der Landwirt dann, wenn er aus dem teuren Saatgut kein Mehr an Ertrag zieht, wenn die teuer erworbene Lizenz das Versprechen, dass die Schädlinge oder die Pilzkrankheiten oder sonstiges Unheil vor dem Feld blelben, nicht hält. Denn in jedem der Verträge unterschreibt der Bauer auch, dass eventuelle Missernten, Mehraufwand oder schlicht Erfolglosigkeit des neuen Saatguts in seine eigene Verantwortung fallen. Vergleichbar wäre in einem Restaurant ein Vertrag, der einem selbst die Schuld an einer dort eingehandelten Lebensmittelvergiftung ausweist.

Patente in den Händen der großen Saatgutkonzerne sind eine wirksame Strategie zur Dominanz der Agrarmärkte. Auch heute noch wer-

Copyright auf Leben

den circa achtzig Prozent der Ernten auf der Basis von Nachbau, also der Nutzung der Ernte für Saatgut erzielt. Dennoch bedeuten die Patente langfristig weitaus mehr als den Zugriff auf die Rohstoffe der Nahrungsmittelindustrie, der umsatzstärksten Industrie der Welt. Der Anbau von Baumwolle und zahlreichen Pflanzen, die zunehmend in Energie verwandelt werden, um im Tank statt auf dem Teller zu landen, hat auch starken Einfluss auf andere strategisch wichtige Industrien.

In Mexiko stieg Anfang 2007 der Preis für Tortillas, die aus Mais hergestellt werden, um mehrere 100 %, in einigen Landesteilen sogar um mehr als tausend Prozent. Das bedeutete für die zwanzig Millionen Armen im Lande, dass sie hungern mussten. Auslöser der Krise war eine Börsenspekulation, genährt durch die Erwartung wachsenden Bedarfs in den USA an Mais für die Herstellung von Ethanol, welches zunehmend als nur scheinbar umweltfreundliche Alternative zu Benzin auf den Highways verbraucht wird. Die Umweltschutzorganisation Greenpeace bezichtigte im Anschluss einige Konzerne, die Krise auszunutzen, um Genmais, der bislang in Mexiko offiziell verboten war, in den Anbau zu drücken.

Eine entscheidende Rolle in der Frage der Patente spielt das TRIPS-Abkommen, eine Erweiterung der GATT-*(General Agreement on Tariffs and Trade)*-Vereinbarungen. TRIPS steht für *Trade Related Aspects of Intellectual Property Rights*, etwa: Handelsabkommen bezüglich der Rechte an geistigem Eigentum. Das Abkommen stärkt die Rechte der Industrienationen gegenüber den Ländern des Südens, was bedeutet, dass es die Starken vor den Schwachen schützt, insbesondere bezogen auf die Durchsetzbarkeit von geistigen Eigentumsansprüchen – auch wenn es um Menschenleben geht. Bekannt geworden sind die Diskussionen um antiretrovirale (AIDS)-Medikamente im südlichen Afrika, als internationale Lizenzinhaber lokalen Konkurrenten verboten, mit inhaltsgleichen, günstigeren Produkten an den Markt zu gehen.

Die Mehrzahl der für die Ernährung der Menschen in Frage kommenden Pflanzen wächst auf der südlichen Erdhalbkugel, auch viele Nahrungsmittelpflanzen, die inzwischen in den industrialisierten Ländern tradiert sind, haben ihren Ursprung dort. Häufig stammen sie aus Mittel- und Südamerika und haben ihren Weg nach Europa im Gefolge von Kolumbus' erster Atlantiküberquerung gemacht, wie zum Beispiel die Kartoffel oder die Tomate. Vor allem die afrikanischen Staaten innerhalb der Welthandelsorganisation WTO fordern, ihre traditionellen Methoden des Tauschs und der Saatgutweitergabe innerhalb des TRIPS-Abkommens zu verankern und damit zu schützen. Die Afrikaner möchten den Zugriff der Gentech-Firmen auf die genetischen Ressourcen ihrer Nahrung verhindern. Denn das TRIPS-Abkommen bezieht sich auf die Pflanze selbst und nicht auf einen Produktionsprozess. Danach ist es also möglich, eine beliebige Pflanze als geistiges Eigentum anzumelden. Allerdings haben die Stimmen Afrikas innerhalb der WTO kaum Gewicht.

Für die hemmungslose Anwendung des Patentrechts durch international auftretende Firmen hat sich der Begriff »Biopiraterie« durchgesetzt. Der Piraterievergleich ist nicht unangemessen, die genetischen Ressourcen, die diese Unternehmen in ihren Besitz bringen wollen, werden schließlich auch als »grünes Gold« bezeichnet. Wer die Kontrolle über sie erlangt, kontrolliert die Nahrung der Menschheit. Neben dem weltweit führenden Konzern für gentechnisch verändertes Saatgut Monsanto sind vor allem die Unternehmen Bayer, DuPont und Syngenta bestrebt, möglichst viele Patente unter ihrem Dach zu versammeln. Und seit knapp dreißig Jahren betreffen diese Patente sogar Lebewesen. Einige Marksteine in der Geschichte der Patentierung von Leben:

- Bis 1980 ist die Anmeldung eines Patents auf ein Lebewesen unmöglich. Dann bricht die US-Patentbehörde den Bann und genehmigt den Antrag auf das Patent eines genetisch veränderten ölfressenden Bakteriums. Der Aufschrei ist groß, doch sowohl Behörde als auch Industrie wiegeln ab, so etwas sei sowieso nur im Fall solch primitiver Organismen denkbar. Historisch gesehen ist dies der Beginn der Debatte um die Patentierung des Lebens.

- Bereits seit 1985 melden Firmen aus den USA, aus Japan und der EU verschiedene Patente auf Wirkeigenschaften des Niembaumes an. Der tropische Baum, der ursprünglich aus Indien kommt, ist mittlerweile in vielen tropischen Regionen heimisch, in Afrika, Südamerika, vielen pazifischen Inseln und in Australien. Als immergrüner Baum hat er in Westafrika einen mythischen Ruf als natürlicher Schattenspender für die Versammlung der Gemeinschaften. Das Öl der Samen der kleinen olivenähnlichen Frucht hat stark antibakterielle Wirkung und wird in Indien schon seit Tausenden von Jahren als natürliches Pestizid und Fungizid in der Landwirtschaft eingesetzt. Es wirkt gegen Läuse und Milben, außerdem reinigt es Zähne und Mundraum, darüberhinaus werden dem Öl noch zahlreiche andere Wirkungen nachgesagt, weswegen es auch in medizinischen Anwendungen eingesetzt wird – es handelt sich offensichtlich um einen Stoff, den sich jeder Forscher gern ausgedacht hätte. Seit 1993 kämpft die »Neem Campaign«[1] gegen die Patente und ihre Folgen. Die Preissteigerungen beim Samen liegen um tausend Prozent und haben es traditionellen indischen Niembauern unmöglich gemacht, den Rohstoff weiter anzubauen. Die Kampagne attackiert besonders ein Patent, das dem US-Konzern W.R. Grace zusammen mit dem US-Landwirtschaftsministerium 1994 in München vom Europäischen Patentamt erteilt worden ist; es betrifft jene Wirkung des Öls, die Pflanzen vor Pilzbefall schützt.

Die Neem Campaign hat Erfolg. Im Jahr 2000 wird das Patent widerrufen, da die erfinderische Leistung nicht ersichtlich sei. Andere Patente, die auf der Wirkung des Niembaumöls aufbauen, sind allerdings noch gültig. Es sind mehr als hundert, und die meisten davon, ganze 54 Stück, wurden in den USA erteilt.

• 1988 wird in den USA das erste Patent auf ein Säugetier angemeldet. Die Krebsmaus ist ein gentechnisch verändertes Tier, das besonders leicht an Krebs erkrankt und in der Forschung als Modellorganismus eingesetzt wird. Spätestens jetzt sind die klassischen Schranken gefallen.

• 1994 kauft Larry M. Proctor, Chef der US-Saatgutfirma Podners, auf einem mexikanischen Markt einen Sack Bohnen, in dem unter anderem gelbe Bohnen zu finden sind. Zwei Jahre später meldet er in den USA ein Patent an auf diese Pflanze, »eine einmalige

Bohne gelber Farbe, eine Varietät, wie sie in den USA noch nie gezüchtet wurde«. Seit dem 13. April 1999 ist seine Firma Inhaber des US-Patents mit der Nummer 5.894.079. Dahinter verbirgt sich die nach Procters Ehefrau benannte »Enola«-Varietät, deren genetischer Code fast deckungsgleich ist mit dem der gelben Bohne, einer ölreichen Frucht, die in Mexiko schon seit langer Zeit angebaut wird. Fast neun Jahre lang waren mexikanische Bohnenbauern daraufhin gezwungen, Lizenzgebühren an Procter und Podners zu zahlen, wenn sie ihre Bohnen in die USA exportieren wollten. Das Patent führte dazu, dass die Lieferungen gelber Bohnen in die USA fast zum Erliegen kamen. 2008 annulierte das Patentamt das Patent, Procter jedoch ist bereit, bis zum Supreme Court zu gehen, um seine Haltung in dieser Rechtefrage durchzusetzen. Unterdessen ist er weiterhin berechtigt, Lizenzgebühren in den USA zu kassieren.

- 2002 akzeptiert das Europäische Patentamt die Anmeldung der Firma Myriad aus Salt Lake City auf das sogenannte Brustkrebsgen BRCA 1. Damit erlangt sie ein Monopol über bislang schon durchgeführte Tests zur Erkennung von Brustkrebs. Die Folge: Der Preis ist jetzt um ein Vielfaches höher. Auch hieraus hat sich ein bis heute anhaltender Rechtsstreit entwickelt.

- Im Juli 2004 lässt die Firma Monsanto bei der World Intellectual Property Organisation (WIPO) in Genf, einer Art Weltpatentbehörde, die Patente WO 2005/017204 und WO 2005/017989 registrieren. Es geht um Schweinezucht: Patentiert werden soll die Kombination bereits gebräuchlicher Zuchtmethoden und -mittel, außerdem ein Diagnoseverfahren zur Identifizierung von bestimmten, natürlicherweise schon vorhandenen Genvarianten. Aus den Patenten leiten sich über die Methoden hinaus auch Ansprüche des Konzerns auf Tiere ab, die danach gezüchtet sind beziehungsweise die entsprechenden Gene aufweisen – bis hin zu ganzen Herden. In Europa gilt dafür sogar die Bestimmung, dass von Patenten auf die Zucht von Tieren und Pflanzen auch die nachfolgenden Generationen betroffen sein können. Die Anmeldung für das »Schweinepatent« wird von der WIPO an das Europäische Patentamt in Mün-

Copyright auf Leben

chen weitergeleitet. 13 Parteien, darunter neben Einzelpersonen, Berufs- und Umweltverbänden auch das hessische Umweltministerium, haben gegen das umfassende Patent EP 1651777 Einspruch eingelegt. Eine endgültige Entscheidung über die Erteilung steht noch aus.[2]

1 Die Neem Campaign, gegründet 1993 in Indien, ist eine der weltweit ersten Bewegungen gegen Biopiraterie.
2 Details s. www.epo.org/about-us/press/releases/archive/2009/20090409_de.html (Archiv des Europäischen Patentamts)

Wissenschaft und PR

Das berühmteste Säugetier seit Flipper, dem klugen Delphin, und Skippy, dem rüstigen Buschkänguruh, war ein Schaf aus Schottland – und es bekam mindestens ebenso viel Öffentlichkeit wie die beiden anderen. Dolly war nicht nur das erste geklonte Säugetier der Welt, sondern vor allem ein Lehrstück dafür, wie Wissenschaft heute funktioniert: nämlich über medialen Lärm.

Ein Zellkern aus dem Euter eines ausgewachsenen Schafes wird eingesetzt in eine Eizelle, die keinen Kern mehr hat. In der Zelle befinden sich aber noch Mitochondrien, die »Kraftwerke« der Zellen, die ebenfalls Gene tragen, im Fall von Dolly diejenigen der Eizellspenderin. So hat Dolly zwar keinen Vater, dafür aber zwei Mütter. Und dieses Tier wird benannt nach der tschechischen Pornodarstellerin Dolly Buster. Das ist kein Witz, und weder die Schauspielerin noch das Tier haben sich beschwert über so viel öffentliche Nähe.

Ian Wilmut und Keith Campbell erschaffen das Schaf, das genetisch älter ist als sein Geburtsdatum, denn die Zellen aus dem Euter sind bereits sechs Jahre alt, so alt wie ihre Trägerin bei der Entnahme. Auch Dolly selbst wird nur wenig älter als sechs Jahre – eingeschläfert, weil es unter nicht altersgemäßer Arthritis und einer unheilbaren Lungenentzündung leidet. Normalerweise können Schafe bis zu achtzehn Jahre alt werden. Man kann nur vermuten, dass der frühe Tod deshalb über das Tier gekommen ist, weil das genetische Alter der Zellen deutlich höher war. Alle geklonten Tiere haben gesundheitliche Probleme, wenn sie überhaupt lebensfähig sind. Das frühe Ende und der Eintritt in die Ewigkeit als ausgestopftes Museumsstück sind Belege für das Scheitern dieses Experiments. Sie können als Beweis dafür verstanden werden, dass auf dem Papier und im Computer generierte Ergebnisse nicht ohne weiteres ins richtige Leben zu übertragen sind.

Dolly ist nicht das Ergebnis eines gentechnischen Experiments, weil nicht in die Struktur der Zelle eingegriffen wurde. Aber der Eingriff bewegte sich am Rande der Manipulation von Genen und stellt für viele Wissenschaftler eine außerordentlich wichtige Erfahrung dar.

Da allmählich auch die Forscher mit den größten Budgets erkennen, dass die Komplexität von Säugetieren ihrer gezielten Manipulation vielleicht für immer im Weg stehen wird, halten sie es für umso wichtiger, die zufälligen Manipulationserfolge mithilfe der Klontechnik, also durch identische Verdopplung der erzeugten Organismen, abzusichern. Die Hochleistungszucht, in der es darum geht, die Superkuh oder den Supereber zu kreieren, könnte eine Vervielfältigungstechnik à la Dolly gebrauchen. Allein, die Wissenschaft kann es nicht leisten.

Jeden Tag liest man in irgendeiner Zeitung, dass ein neues Gen entdeckt worden sei. Fürs Fremdgehen, für Fettleibigkeit, für Bluthochdruck. Um dann nie wieder davon zu hören. Genetik ist kompliziert. Ein Gen samt seiner Aufgabe zu identifizieren, ist nicht leicht, da es sich bei den meisten molekularen Vorgängen, die sich in einem Organismus abspielen, nicht um simple Einbahnstraßen handelt, sondern um hochkomplexe Systeme, die vielfältig miteinander vernetzt sind, die aufeinander antworten, warten und reagieren. Das macht die Suche nach einem einzelnen Gen, das irgendeine bestimmte Reaktion auslöst, so schwierig.

Noch schwieriger ist es allerdings, die Prozesse und Wirkungen zu bedenken, die man mit Eingriffen ungewollt auslöst. Eigentlich ist Genetik die rein statistische Korrelation zwischen molekularen Ereignissen und Effekten, die sich messen lassen. So versucht man zum Beispiel die Funktion eines Gens zu ergründen, indem man es abschaltet und anschließend misst, was der Organismus leicht verändert oder vielleicht auch gar nicht mehr tut. Aus solchen Tests ergibt sich eine gewisse mathematische Wahrscheinlichkeit dafür, dass man das Gen, das für irgendetwas verantwortlich ist, an einer bestimmten Stelle vermuten darf. Die Suche findet also weniger zielgerichtet statt als vielmehr in ungelenken Schritten.

Längst hat sich in der Alltagssprache durchgesetzt, zu behaupten, man verfüge über diese und jene Gene. Sie seien schuld an schlechten Zähnen oder Alkoholsucht. Der tiefere Sinn des öffentlich begleiteten Wettlaufs um die Entdeckung neuer Gene ist die Steigerung des Marktwerts eines Wissenschaftlers oder eines Unternehmens, denn nur die öffentliche Zurschaustellung kann eine Rechtfertigung liefern für die riesigen Summen, die Staaten und Industrie in die Forschung stecken.

Ein gutes Beispiel ist der koreanische Wissenschaftsstar Hwang Woosuk, der mit angeblicher Klon- und Stammzellenforschung zum Nationalhelden in Korea und zum Liebling der internationalen Szene wurde. Er hatte sogar behauptet, ihm sei das Klonen eines menschlichen Embryos gelungen. Als 2005 klar wurde, dass die meisten seiner Ergebnisse frei erfunden waren, kam sein Absturz. Hwang verlor alles, wurde entlassen und von der Jagd nach Forschungsgeldern ausgeschlossen. Mitte 2008 jedoch schaffte er es zur Verwunderung vieler Kollegen, sein nicht dokumentiertes Experiment zum Klonen menschlicher Embryos in Australien zum Patent anzumelden. Über seine Firma in Seoul lässt er verbreiten, er klone Hunde für Privatleute.

Vielleicht reden wir von einem ganz großen Geschäft der Zukunft. Mit ein bisschen Glück, einer guten Strategie und der nötigen Rücksichtslosigkeit lässt sich hier das ganz große Geld verdienen. Die Inbesitznahme des Lebens an sich ist schon ein reizvolles Thema, aber verkauft werden muss es selbstverständlich auch noch, und von alleine geht das heute nicht mehr. Darum müssen andere Themen her – und Hunger und Hungertod bewegen die Emotionen, auch dort, wo nicht gehungert wird. Die besten Schlagzeilen hat die Gen-Forschung bekommen, wenn sie verlautbaren ließ, dass ein manipuliertes Korn demnächst den Armen das Überleben sichern würde. Sie hat in den letzten Jahren immer wieder zu ihrem Ziel erklärt, den Welthunger zu bekämpfen, und behauptet, schon bald eine Lösung präsentieren zu können. Gelungen ist es bisher nicht.

Schlagzeilen bestimmen das Geschäft. Tomaten auf salzhaltigen Böden anpflanzen? Kein Problem. Kühe züchten, die Milch mit geringerem Laktosegehalt geben? Morgen schon. Eiweiß aus Baumwolle ernährt Millionen Menschen? Kann auch nicht mehr lange dauern. Reden wir hier über eine Verlautbarungswissenschaft, die sich mit der Veröffentlichung von barem Unsinn Milliarden erschleicht?

Dolly bleibt der Fixpunkt für die Wissenschaftler, weil es trotz allem so ein überragender medialer Erfolg gewesen ist. Und für uns, für den Rest der Welt, weil Dolly ein ebenso überragender Fehlschlag war. So sieht der Alltag aus im Labor. Sie wissen nicht, was sie tun, aber sie tun es trotzdem.

Europa und die Gentechnik

Auch wenn nur etwa ein Zehntel der Weltbevölkerung in Europa lebt, so sind die europäischen Länder aufgrund ihres Reichtums doch ein interessanter Markt für Lebensmittel und Futtermittel – und damit ein Tummelplatz für die Gentechnikkonzerne. Westeuropa setzt seit Jahrzehnten auf Industrie und Dienstleistung, die Landwirtschaft dagegen ist aus dem Alltag und damit langsam aus dem Bewusstsein der Öffentlichkeit verschwunden. Nur noch ein relativ kleiner Teil der Bevölkerung verfügt im einundzwanzigsten Jahrhundert – und sei es theoretisch – über landwirtschaftliches Grundwissen. So ist es für die Lobbyisten der Lebensmittelindustrie ein Leichtes, die öffentliche Meinung zu beeinflussen.

In den Medien ist die Nachricht von der Begrenztheit unserer Ressourcen inzwischen eine Selbstverständlichkeit. Dennoch ist sie für die Verbraucher in den entwickelten Ländern in der Regel nicht spürbar. Wer nicht selber die Erfahrung gemacht hat, für seine eigene Ernährung mit dem zu wirtschaften, was ihm an Boden, Wasser und Energie zur Verfügung steht, kennt nicht die praktische Bedeutung dieser Güter, sondern nur ihren abstrakten Wert.

Und die Ressourcen dieser Welt sind längst knapp. Wasser, unser wichtigstes Gut, muss schon heute in vielen Ländern mit großer Sorgfalt aufbereitet und sparsam verwendet werden, damit es reicht. Öl und Gas gehen irgendwann zur Neige. Traktoren fahren mit Diesel, unter hohem Energieeinsatz werden künstliche Dünge- und Spritzmittel hergestellt, und Tag für Tag werden quadratkilometerweise Böden und fruchtbares Ackerland versiegelt oder verwüstet. Parallel dazu suggeriert die Industrie, dass wir dem Planeten auf diese Weise weiterhin abringen können, was wir zum Leben brauchen. Und sogar mehr! Vorausgesetzt, wir entwickeln die Methoden der industriellen Landwirtschaft nur weiter, allen voran natürlich das Fortschrittsinstrument Gentechnik. Diese Argumentation stimmt insofern, als es tatsächlich um ein Mehr geht – um mehr Profit nämlich. Je vollständiger die weltweite Nahrungsproduktion dominiert ist vom Prinzip der industriellen Landwirtschaft, desto größer ist der Markt für die Agro-Konzerne.

Die Chancen, die in der Kontrolle der Welternährung liegen, haben vor allem die USA erkannt. Die aus der internationalen Handelsorganisation (ITO) hervorgegangene Welthandelsorganisation (WTO) regelt den freien Welthandel, die Dienstleistungen und die Eigentumsrechte. Ursprünglich als Teilorganisation der UNO gedacht, sollte die ITO in ihrer Politik Ziele wie soziale Sicherheit, Entwicklung, Finanzmarkt- und Rohstoffpreisregulierung verfolgen. Die WTO jedoch versteht sich heute nur noch als ein Club zur Abschaffung jeglicher Handelsbarrieren. Sie nennt es Freihandel.

Auch Europa profitiert von einer Liberalisierung der Weltmärkte. Überschüsse europäischer Landwirte werden mithilfe von Agrarsubventionen vor allem in die Länder des Südens exportiert, wo sie dann, konkurrenzlos billig, die Preise der lokalen Erzeuger unterbieten. So werden mit dem Argument, freier Welthandel sei gut für Wirtschaftswachstum und Wohlstand, die Produktionsstrukturen der schwach entwickelten Länder zerstört.

Und wenn nicht alles so läuft wie geplant? Für den Fall hat sich die WTO gleich ein eigenes Schiedsgericht geschaffen. Wer gegen die Entscheidungen der WTO verstößt und Schutzzölle gegen einzelne Produkte erhebt, die im Land von besonderer Bedeutung sind, muss mit horrenden Strafen rechnen. Natürlich lässt sich hier einwenden, dass ja jedes Land frei entscheiden könne, ob es der WTO beitreten wolle oder nicht. Die lapidare Wirklichkeit dieser Einrichtung ist: Wer viel hat, hat auch viel Einfluss, und wer überhaupt Einfluss nehmen möchte, der muss dabei sein. Und so setzen einmal mehr die privilegierten Industrieländer ihre Interessen auch in internationalen Handelsfragen durch.

Europa wollte in den Neunzigerjahren keine GVO-Lebensmittel einführen. Es bestand ein de-facto-Moratorium für die Einfuhr gentechnisch veränderter Organismen. Aber wie es so geht in der Politik, letzten Endes folgt sie doch oft den globalen Strategieinteressen derer, die diese machtvoll artikulieren können. Von einem großen Handelsmarkt aus lässt sich ein Wirtschaftsraum schnell unter Druck setzen mit der Drohung, keine Industriegüter mehr zu importieren. Als die USA riesige Mengen an gentechnisch verändertem Mais und Soja nicht loswurden, sollte das Zeug also auf den europäischen Markt. Aber ohne Zulassungsverfahren keine Zulassung, Ordnung muss sein. Europa brauchte eine Lebensmittelsicherheitsbehörde, und mit der Gründung der EFSA, der European Food Safety Authority, im Jahr 2002 waren die Voraussetzungen geschaffen für den Import von GVO-Lebensmitteln nach Europa.

Nachdem Mitte der Neunzigerjahre in den USA die ersten gentechnisch veränderten Pflanzen auf den Markt gekommen waren, galt es also, standardisierte Zulassungsverfahren zu entwickeln, nach denen diese Produkte in Europa eingeführt werden konnten.

Der renommierte Forscher Dr. Arpad Pusztai, seinerzeit Forscher am Rowett Institute in Aberdeen/Schottland, bekam einen solchen Forschungsauftrag der Europäischen Union. Doch seine Versuche endeten mit dem Ergebnis, dass sich bei der Verfütterung von gentechnisch veränderten Kartoffeln an Ratten das Immunsystem der Tiere verschlechterte. Er ging an die Presse und löste damit einen Sturm der Entrüstung aus. Die britischen Medien waren aufgeschreckt: Erstmals hatte ein über jeden Zweifel erhabener Wissenschaftler nachgewiesen, dass die gentechnische Veränderung unkalkulierbare Risiken birgt. Es sei die Methode der Genveränderung an sich, in der das Gefahrenpotenzial stecke, und gar nicht so sehr die spezifische Art der Veränderung, so das Ergebnis der Arbeit von Pusztai. Den Organismus krankmachende Substanzen könnten also in jedem gentechnisch veränderten Organismus zu finden sein. Daher sei es verantwortungslos, so sein Fazit, solche Konstrukte in die Nahrungskette gelangen zu lassen.

Die Erregung war groß, und die Gentechlobby inszenierte eine beispiellose Schmutzkampagne gegen Pusztai und seine Forschergruppe. Ihm wurde der Zugang zu seinem Labor untersagt, seine Telefonleitung wurde gekappt, seine E-Mails wurden konfisziert, und schließlich wurde er sogar gefeuert. Da jedoch seine Forschungsergebnisse hieb- und stichfest waren, richtete einige Zeit darauf das Britische Parlament einen Untersuchungsausschuß ein, hörte Pusztai an und rehabilitierte ihn vollständig. Seinen Job bekam er allerdings nicht wieder. Der britische Thronfolger HRH The Prince of Wales persönlich hat sich im Namen Großbritanniens immerhin bei Pusztai entschuldigt.

Die heutige Praxis sieht so aus: Wann immer eine gentechnisch veränderte Pflanze in Europa zur Zulassung ansteht, wird die Meinung
der EFSA eingeholt. In der EFSA arbeiten aber zahlreiche Wissenschaftler, die vor ihrer Tätigkeit in dieser Behörde im Auftrag von Gentech-
nikkonzernen wissenschaftlich tätig waren. Wen wundert es da, dass
sämtliche bisherigen Einschätzungen der EFSA gentechnikbefürwor-
tend ausfielen? Die Beurteilungspraxis der EFSA wird inzwischen
auch von vielen Regierungen der Europäischen Gemeinschaft äußerst
misstrauisch verfolgt.

Derzeit präsentiert sich Europa in Sachen GVO-Lebensmittel als ein
Flickenteppich von Meinungen und unterschiedlichen gesetzlichen
Vorschriften. Nach heftigen Protesten wurde der Monsanto-Genmais
Mon 810 im Jahr 2009 von Landwirtschafts- und Verbraucherschutzmi-
nisterin Ilse Aigner verboten. Wie lange das Verbot hält, wird sich
zeigen. Unterdessen haben jedenfalls 22 Länder gegen die EU-Kommis-
sion und für das Recht auf regionale Anbauverbote gestimmt. Immerhin haben Ungarn und Österreich bereits vor einigen Jahren die Gentechnik in ihrem Land verboten und damit gezeigt, dass das möglich
ist. Auch in Frankreich und Griechenland gibt es derzeit keinen Gen-
maisanbau, und die Schweiz hat gerade das Anbaumoratorium bis ins
Jahr 2013 verlängert. In Spanien hingegen wird Genmais angebaut,
und die Bauern, die gentechnikfrei bleiben möchten, klagen schon,
dass ihre Ernten kontaminiert seien.

Das von Lobbyismus geprägte Prozedere bei der Zulassung wöge weniger schwer, wenn für die Verbraucher am Schluss Transparenz garantiert wäre. Doch das ist nicht der Fall. Dadurch, dass tierische Produkte,
also Fleisch, Milch, Eier, Käse etc., bei deren Produktion GVO-Futter-
mittel zum Einsatz kamen, nicht als gentechnisch verändert gekennzeichnet werden müssen, gelangen Gensoja und Genmais schließlich
in die Nahrungskette von Gesellschaften, die sich mehrheitlich gegen
genau dies aussprechen. Denn der europäische Verbraucher will keine
Gentechnik, und eine Kennzeichnungspflicht für diese Produkte in
Europa wäre für die Gentechnikindustrie ein harter Schlag. Da die
Industrie das genau weiß, tobt hier ein erbitterter Kampf hinter den
Kulissen.

Weniger versteckt, sondern in Form ganz offener PR-Aktivitäten wird das Bild vielmehr noch weiter verzeichnet: Mit Gentechnik ließen sich viel effizientere Energie- und Industriepflanzen herstellen, lautet das Argument der Industrie, weshalb immer häufiger das Thema Energiepflanzen in den Medien lanciert wird.

Für die Erzeugung von Biomasse, mithin also »Öko-Strom«, könne man gentechnisch verbesserte Pflanzen ja wohl einsetzen, so die Gentec-Konzerne. Doch diese Logik verkennt die ökologischen, soziokulturellen und sicherheitspolitischen Aspekte von patentierbaren Genpflanzen, denn nur in dieser Gesamtheit sind sie zu betrachten. Bienen fliegen ebenso auf Biogaspflanzen; und nach der Vergärung kommt der (GVO-)Pflanzenrest auf die Felder, auf denen anschließend wieder ganz normale Lebensmittel angebaut werden sollen. Die Behauptung, dass Koexistenz zwischen Gentechnik und traditioneller Landwirtschaft möglich sei, ist falsch – und kann, wenn sie von Leuten, die es besser wissen müssten, dennoch aufgestellt wird, auch als bewusste Lüge interpretiert werden.

In dem Zusammenhang kann man sich fragen, ob unsere Politiker nicht ganz bei Verstand sind, oder ob sie nur denken, dass ihr Treiben von der Öffentlichkeit unbemerkt bleibt – wobei noch zu klären wäre, was schlimmer ist. In diesem Jahr (2009) lässt der baden-württembergische Landwirtschaftsminister Hauk 170 Hektar Mais, dessen Saatgut mit einem in Europa für den Anbau nicht zugelassenen Genmais kontaminiert ist, wachsen und empfiehlt, die Ernte anschließend in die Biogasanlagen zu kippen. Die Entscheidung des Ministers ist nach derzeitiger Rechtslage illegal. Der ökologische Anbauverband Bioland hat erklärt, dass er gegen den Minister Anzeige erstatten wird.

Europa steht an einem Scheideweg. Durch unsere Importe entscheiden wir, was in Brasilien und Argentinien angebaut wird. Wenn Europa keine gentechnikfreien Futtermittel nachfragt, wird es irgendwann kein verlässliches Angebot mehr geben. Eine vorausschauende Politik jedoch würde auf einen Paradigmenwechsel in der Landwirtschaft setzen. Wiederkäuer wollen Gras und kein Soja. Die wirkungsvollste Stellschraube bei der Hungerproblematik ist: weniger Tierproduktion und weniger Fleischkonsum in Europa und Nordamerika. Will man nicht ordnungspolitisch eingreifen, dann muss die Nachfrage über den Preis geregelt werden. Die Zeiten billiger Lebensmittel gehören der Vergangenheit an. Dies ist ein ökologisches und soziales Gebot der Vernunft und der Menschlichkeit.

Ein Lagebericht aus Südafrika

Die Regale liegen meterweise voll, hier vorn die Einkilopackungen mit dem Mehl und daneben die großen Schwestern mit zwei, fünf, und 12,5 Kilo. Ein Kilogramm White Star Super Millie Meal kostet bei Shoprite vier Rand und 89 Cent, umgerechnet etwa 0,43 Euro. Die 12,5 Kilo gehen für 48,99 weg. Dann gibt es die Packungen mit den ganzen geschälten Körnern, Samp genannt, und daneben liegt noch »Millie Rice«, wie die Verpackung sagt, wobei sie keinen Reis enthält, sondern Schrot. Alles auch in unterschiedlichen Größen, und mit deutlicher Betonung auf Großgebinde. Denn arme Leute kaufen keine Einkilopackungen.

Die Rede ist von Mais, dem Hauptnahrungsmittel Südafrikas. Das Land hat elf Offizialsprachen, mindestens so viele unterschiedliche Kulturen, und wer arm ist in Südafrika, isst *Pap*, auch *Millie Pap* genannt, oder ein ganz ähnliches Gericht. Dazu braucht es nur einen Topf mit Wasser, um Maismehl einzurühren, das in der Packung mit dem Millie Meal zu finden ist, Salz ist nötig, etwas Öl macht das Ganze geschmeidig – das Ergebnis ist jedenfalls immer eine weiße Masse, deren Konsistenz halbfest sein kann wie Porridge oder auch steif wie ein Griespudding. Man isst das zu einem Stück Fleisch und ein bisschen Sauce. Wenn man sich Fleisch und Sauce leisten kann. Auch die Siedlergemeinschaften haben sich langsam afrikanisiert und den Mais auf ihren Teller geholt. Wird man heute von Weißen zum Braai, also zum Grillen eingeladen, kriegt man zum Fleisch durchaus schon mal *Pap* serviert.

Wer arm ist in Südafrika, kommt um Mais und Maismehl nicht herum. Und von den knapp fünfzig Millionen Staatsbürgern sind viele arm. Die Zahlen variieren zwar stark, je nachdem, ob sie von der Regierung oder der Opposition präsentiert werden, aber ungefähr eine Hälfte der fünfzig Millionen Menschen ist so arm, dass sie am Anfang des Monats nicht wissen, wovon sie am Ende leben sollen. Das trifft auch auf die Millionen von Flüchtlingen zu, die in Südafrika ein besseres Leben erhoffen als in seinen Nachbarländern. Sie alle leben mehr oder weniger von Mais.

Es ist nicht ganz einfach festzustellen, wie viel Mais auf welcher Anbaufläche in Südafrika wächst. Die industriefinanzierte Datenbank transgen.de listet für das Jahr 2007 2,8 Millionen Hektar für den Mais auf und kommt auf einen Anteil von 57 % gentechnisch veränderter Organismen. Gleichzeitig spricht Agri-SA, die konservative und pro Gentechnik ausgerichtete Interessenvertretung der südafrikanischen Farmer, von 1,04 Millionen Hektar für weißen und 567.000 Hektar für gelben Mais. Nach ihren Angaben wird ein Großteil dieser zusammengerechneten 1.607.000 Hektar für zwei verschiedene gentechnisch veränderten Maissorten genutzt. 1,1 Millionen Hektar entfallen auf den insektenresistenten Bt-Mais, und 373.000 Hektar auf herbizidtoleranten RR-Mais, beides Produkte des Weltmarktführers in Sachen GVO, Monsanto. Nach dieser Rechnung wären es also 91,7 %, die gentechnisch verändert sind. In beiden Aufstellungen nimmt Südafrika den dritten Platz ein unter den Ländern, die manipulierten Mais herstellen – hinter den USA und Argentinien.

Es gibt Millionen von kleinen und kleinsten Maisfeldern in Südafrika. Manche bauen auf nur wenigen Quadratmetern an. Und andere, die über ein wenig Grund verfügen, ernten Mais vielleicht auf einer Fläche von fünfzehn mal zwanzig Metern. Das entspricht dann einem Zehntel Hektar, und man braucht nicht viel Phantasie, um sich vorzustellen, wie sich also eine weitaus größere Zahl als die von Agri-SA angegebenen gut 1,6 Millionen Hektar zusammenaddieren lässt. Wer ein Zehntel Hektar Land mit Mais bewirtschaften kann, ist für eine Weile unabhängig von den Marktpreisen. Vielleicht trägt die Ernte eine Familie über einige Monate. Doch dann steht wieder der Gang in den Supermarkt an.

Mais ist das traditionelle Nahrungsmittel Südafrikas. Aber was heißt schon Tradition auf einem Kontinent, der so vielen Umwälzungen unterworfen war? Vermutlich haben afrikanische Gruppen, die auf dem Weg von Ost- nach Südafrika waren, den Maiskolben in ihrem Gepäck gehabt. Die sogenannte Bantuwanderung war eine gigantische Bewegung von Menschen über den Kontinent, die einige Jahrhunderte andauerte und erst im neunzehnten Jahrhundert einigermaßen abgeschlossen war. Während ihres Verlaufs sammelten und diversifizierten sich einzelne Gruppen, die heute als Zulu, Xhosa, Sotho und Venda die Mehrheitsbevölkerung des Landes stellen. Sehr wahrscheinlich waren es portugiesische Kolonisatoren, die wiederum den Mais zuvor aus Lateinamerika nach Ostafrika gebracht hatten. Das Hauptnahrungsmittel der Siedlergemeinschaften hingegen war Weizen. Die Holländer, die 1652 am Kap anlandeten, etablierten schnell eine blühende Weizenwirtschaft.

Einige 500-Gramm-Tütchen mit gelbem Maismehl liegen bei Wendy Raath im Regal neben aus Deutschland importierten Ökolinsen. Die 500-Gramm-Packung kostet 16 Rand. »Ich versuche mein Bestes«, sagt Raath, die in der Hafenstadt East London einen Laden mit Ökoprodukten hat. »Aber hier in Südafrika kann mir niemand so richtig garantieren, dass der Mais, den ich kaufe, sowohl ökologisch hergestellt als auch frei von Gentechnik ist. Deshalb bin ich auf Importware angewiesen.«

Mais wurde bis zum Beginn des zwanzigsten Jahrhunderts in Südafrika nicht im großen Stil angebaut. Zwischen 1910 und 1950 jedoch stieg die Erntemenge von 0,78 auf 2,63 Millionen Tonnen jährlich. Mit der Einführung der Apartheid 1948 änderte sich die Wirtschaftspolitik des Landes. Die Landwirtschaft wurde auf Export und Hochleistung getrimmt, die Kosten dabei so niedrig wie möglich gehalten. Schwarze Arbeitskraft, die beinah umsonst zu haben war, spielte dabei eine große Rolle. Damals wurde begonnen mit tiefgreifenden Umsiedlungsmaßnahmen, die die Industrialisierung der Landwirtschaft erst möglich machten. Nun standen den weißen Farmern die großen Flächen zur Verfügung, die sie in den meisten Fällen bis heute nicht hergeben mussten.

Seit den Fünfzigerjahren wuchs die Erntemenge von Mais auf eine Größe an, die sich um zehn Millionen Tonnen bewegt. Die unzähligen Umgesiedelten brauchten in ihren neuen Settlements billiges Essen, das nun nur noch in Form von Mais zu kriegen war. Gleichzeitig wurden auch in den als Homelands ausgewiesenen Landstrichen die landwirtschaftlichen Strukturen zerstört. Das hatte mindestens zwei Ziele. Durch die neue Armut sahen sich die Männer gezwungen, ihre Arbeitskraft in den Minen oder Fabriken außerhalb anzubieten. Der Rest der

Familie war darauf angewiesen, Nahrung zu kaufen. So ist der Mais schließlich zum traditionellen Hauptnahrungsmittel geworden. Selbst das afrikanische Bier, das fast überall auf dem Rest des Kontinents noch aus Sorghum oder Hirse gemacht wird, entsteht in Südafrika meist auf der Basis von Mais.

»Die Armen haben keine Ahnung von gentechnisch veränderten Lebensmitteln, und sie interessieren sich auch nicht dafür.« Costa Gazi ist Arzt mit dem Spezialgebiet Epidemiologie und für den *Pan Africanist Congress* Ratsmitglied in der Buffalo City Municipality im Eastern Cape. In seinem Büro sitzt er unter einem Gemälde, das Robert Sobukwe zeigt, den Gründer der Partei, die vor fünfzig Jahren als Abspaltung des heute herrschenden ANC entstanden ist. »Ein großes Problem ist, dass man hier genmanipulierte Lebensmittel nicht deklarieren muss«, sagt er weiter.

Die erste demokratisch gewählte Regierung hat von 1994 an einfach weitergemacht mit der Agrarpolitik der Apartheidregierung. »Damals wurde zwar die alte Regierung in die Wüste geschickt. Aber das war eine Zeit der Offenheit, wo vieles möglich gewesen ist. Die Regierung wollte die Bedürfnisse der Leute befriedigen und hat sich auf die Gentechnik eingelassen.«

»In der ersten Regierung hatte kein Mensch eine Ahnung vom Thema«, ergänzt Nombulelo Siqwana-Ndulo. Sie ist Soziologin und arbeitet bei der Organisation Biowatch, die seit Jahren gegen den wachsenden Einfluss von Monsanto im Land kämpft. »Der Konzern hat das sehr geschickt ausgenutzt. Und bis heute hat sich an der Politik im Land gar nichts geändert. Es gibt sogar Programme, um Leute in armen Communities dazu zu bewegen, ihre Felder zusammenzulegen, damit sie sie gemeinsam bearbeiten. Natürlich mit genmanipuliertem Mais.«

Das Kind ist also schon in den Brunnen gefallen. Neben Mais sind auch Soja und Baumwolle, aus deren Saat Speiseöl gepresst wird, zu großen Teilen genmanipuliert. Aber wie kann man diese Situation politisch verändern? »Wir müssen uns natürlich wehren gegen die überzogenen Preise für die Lizenzen«, meint Costa Gazi. »Und wir müssen die Frage der immer noch anstehenden Landreform damit verbinden, kleine Farmer zu ermutigen, an andere Lösungen zu denken. Kleine Felder sind viel leichter zu kontrollieren als die riesigen Monokulturen, für die die manipulierten Pflanzen ja entwickelt worden sind. Auf der anderen Seite können wir nicht von heute auf morgen einfach alle manipulierten Pflanzen aus dem Boden reißen. Wir müssen ja unsere Bevölkerung ernähren.« – »Wir müssen aufklären, aufklären, aufklären«, ist Nombulelo Siqwana-Ndulo überzeugt. »Biowatch arbeitet mit Kleinfarmern in armen Communities. Wir zeigen ihnen, wie sie aus ihrem Boden mehr herausholen können, um ihre Familien zu ernähren.«

In anderen Ländern im südlichen Afrika ist das Problembewusstsein weitaus größer als in Pretoria. 2002 stand Sambia vor einer großen Hungersnot. Der damalige Präsident Mwanawasa, der im letzten Jahr verstorben ist, lehnte es damals ab, gentechnisch manipulierten Mais von der Entwicklungshilfe-Organisation USAID abzunehmen. Mehr als direkte gesundheitliche Schäden befürchtete er Auswirkungen auf das eigene Saatgut. Zu Beginn des Jahres 2006 allerdings überstand Sambia diese Debatte nicht noch einmal. Der Druck des Hungers war zu groß, und Mwanawasa stimmte der Einfuhr der Lebensmittelhilfe durch das World Food Program zu. Allerdings akzeptierte das Land den Mais nur gemahlen. Aus Furcht, er könne angebaut statt verzehrt werden, wurden die Säcke an der Grenze geöffnet und ihr Inhalt durch die Mühlen geschickt.

Fertignahrung und ihr Nutzen für die Gentechnik

In Gesellschaften, die sich überwiegend in Städten lebend organisieren, kümmert sich das Individuum nicht um den eigenen Acker und schlachtet sein Tier zur Fleischgewinnung nicht selbst. Also konzentriert sich die Nahrungsmittelindustrie darauf, den eingeschränkten Möglichkeiten ihres Publikums Rechnung zu tragen. Ihr Angebot reicht von unbearbeiteter Rohware bis zu fertigen Komplettmahlzeiten. Dafür wurden nicht nur die Essgewohnheiten der Menschen beobachtet und die Erzeugnisse daran angepasst. Vielmehr wurden viele neue Produkte, ganze Marktsegmente entwickelt und in die Supermärkte gedrückt, auf die keiner der Verbraucher genannten Menschen je von allein gekommen wäre. Für die Industrie fällt dabei natürlich auch etwas ab. In Fertignahrung lassen sich viele Bestandteile einrühren, die wenig Geld kosten, die Neben- oder Abfallprodukte sind oder bei der Herstellung anderer Nahrungsmittel anfallen. Davon wiederum können viele als Grundlage gentechnisch veränderte Organismen haben.

Die Meinungen darüber, was ein Fertiggericht ist, dürften weit auseinandergehen. Das hat mit dem Blick auf die eigene Ernährung zu tun und damit, welche Ansprüche man an sich und an sein Essen stellt; aber selbst im Ökohandel spielen sie eine immer größere Rolle. Der Eintopf aus der Dose und das Stück Fleisch mit Kartoffelpüree und Gemüse aus der Tiefkühltruhe sind zweifellos Angebote, die in diese Rubrik fallen. Sie sind fertig in dem Sinne, dass sie nur noch warm gemacht werden müssen. Aber was ist mit dem gewaschenen und tiefgefrorenen Spinat? Mit dem vorgeschnittenen Rucola? Mit dem Erdbeerjoghurt? Und worunter fällt die Backmischung?

Der Handel unterscheidet grob zwischen drei verschiedenen Kategorien unter den Fertiggerichten. Da gibt es die »Verzehrfertigen«, wie zum Beispiel das Eis, das man sich noch schnell aus der Truhe an der Kasse nimmt oder das Sandwich aus dem Kühlregal und der Kräuterquark, auch der fettreduzierte. Unter den »Küchenfertigen« verstehen sie das geputzte Gemüse aus der Tiefkühlung, den Lachs, der ebenfalls gefroren geliefert wird, oder die eingeschweißte Rote Bete, die schnittfertig neben ihrer rohen Schwester in der eigenen Schale in der Gemüseauslage wartet. Schließlich gibt es noch die »Garfertigen«, das sind der Erbseneintopf mit Schweinebauch aus der Dose, die Tiefkühlpizza und das Weight-Watchers-Fertigpaket mit Magerfleisch, Magergemüse und Magerpüree aus der Kühltruhe. Soweit die allgemein akzeptierten Standards. Wir begreifen auch die Tüte Kartoffelchips als Fertignahrung, sogar die raffinierte Saftkombination, und auch die Tapasmischung, die schon in der Packung schön angerichtet das Arrangement auf dem Teller vorwegnimmt, gehört unbedingt dazu.

Fertiggerichte haben auf den ersten Blick viele Vorteile. Für die Verbraucher geht es um Zeitersparnis, um saisonunabhängig angebotenes Gemüse, um eine gute Portionierbarkeit ohne lästigen Grünabfall oder um eine warme Mahlzeit, die man selbst vielleicht gar nicht zubereiten kann – weil es an technischem Gerät oder dem Verständnis der Abläufe in der Küche fehlt. Vielleicht wirkt der Preis attraktiv, und die Rechnung lautet, dass man das selbst für wenig Geld nicht machen kann. Vielleicht ist es ja eine Mischung aus diesen Argumenten oder auch schlichte Gewohnheit.

Was für die kleinen Kunden gilt, darf man für die großen erst recht annehmen. In der Gastronomie werden die gleichen Argumente benutzt, die für uns zwischen heimischem Kühlschrank und Herd gelten. Zeitersparnis – ja, Saisonunabhängigkeit – ja, Portionierbarkeit – ja, auch in einer gut ausgestatteten Küche sind kleine Hilfen willkommen. Neben den großen Firmen, die für die Handelsketten und den Individualverbraucher produzieren, hat sich längst eine Infrastruktur gebildet, die Fertiges und Halbfertiges für Restaurants und Bistros anbietet sowie ausliefert. Im deutschen Sprachgebrauch hat sich dafür der englische Begriff »Convenience Food« eingebürgert; im Original beschreibt er sowohl die Ware für die Einzelhandelskundschaft wie jene für die Gastronomie.

Fertignahrung ist auch für die herstellenden Firmen eine attraktive Sache. Im Idealfall sind die Herstellungskosten nicht sehr hoch. Bei den Markenartikeln kommen normalerweise allerdings große Mittel dazu, die für die Werbung aufgewendet werden müssen.

Das Foto auf der Verpackung offenbart in der Regel nicht, was sich in dem fertigen Essen verbirgt. Der Blick auf die vorgeschriebene Inhaltsliste kann vielleicht etwas mehr Klarheit bringen, offenbart aber noch lange nicht, was tatsächlich untergemischt wurde. Die Nahrungsmittelindustrie, die auf fertige Nahrung spezialisiert ist, deckt ihren Bedarf an Rohstoffen aus der industrialisierten Landwirtschaft. Deren Produkte werden weltweit gehandelt, und da der Transport nur einen geringen Bestandteil der Gesamtkosten ausmacht, ist es häufig billiger, aus der Ferne zu ordern als aus der Nähe. Es sind Erzeugnisse aus den Rohstoffen Mais, Soja und Raps, die sich so wunderbar in den großen Monokulturen anbauen lassen, und die wir praktisch in jeder Fertignahrung finden.

Das große Thema der Fertignahrung, und das betrifft nicht nur Süßwaren, heißt Zucker. In vielen Gerichten, die in der Dose oder gefroren fast servierfertig in den Warenkorb gelangen, sind gleich mehrere Sorten davon enthalten, also neben herkömmlichem Zucker aus dem Rohr oder der Rübe noch Glukosesirup, aus Mais oder Weizen hergestellt, und vielleicht auch noch Fructose, die aus Früchten gewonnen wird. Zucker hat für die verarbeitende Industrie zwei unschlagbare Vorteile. Erstens ist er billig, gleich welcher Herkunft. Deshalb ist er aus Saucen, Suppen und anderem nicht wegzudenken. Neben dem Umstand, dass sie nicht viel kosten, ermöglichen die Zuckersorten noch einen weiteren, quasi unbezahlbaren Vorteil. Zucker schönt den Geschmack. Im Prinzip funktioniert das so: Man kann jede Zutat in die Dose oder in die Papppackung geben, alles zu Tomatensauce, unter die cremige Schnitzelfüllung oder den Thunfischbrotaufstrich mischen – wenn nur genügend Zucker drin ist. Auf süße Reize reagieren wir positiv, und mit diesem Reflex fängt man nicht nur die Kinder.

Aus diesem Grund sind unsere – fertigen und halbfertigen – Lebensmittel in den letzten Dekaden immer süßer geworden. Zucker und Süßstoffe sind nicht nur in erstaunlichen Mengen in Softdrinks und Süßspeisen enthalten, was niemanden verwundert, sondern auch in vermeintlich scharfen Kartoffelchips, den Salaten im Kühlregal, auch jenen mit Fisch, und dazu in beinah allen fertigen Tellergerichten, in

Weiß- und Toastbroten sowie in Würsten. Die Nahrungsmittelindustrie verfügt mittlerweile über dreißigtausend Varianten von chemischen Pulvern, die ihre künstlichen Zutaten so übertünchen, dass sie süß schmecken, schreibt Felicity Lawrence im Februar 2007 im englischen *Guardian*. Viele dieser Stoffe dürften unter die Kategorie Aromen fallen, und in den seltensten Fällen unterliegen sie einer genauen Kennzeichnungspflicht.

Wenn wir bei den wesentlichen Quellen für Zucker und Artverwandtes bleiben, so gilt für den klassischen Zucker aus der Zuckerrübe, der in Mitteleuropa fast ausschließlich eingesetzt wird, dass die große Phase der gentechnischen Experimente erst mal vorbei ist. Um Glukosesirup hingegen, der in der Industrie viel häufiger eingesetzt wird, gibt es einen Streit. Er wird nicht direkt aus dem Mais oder einem anderen Korn gewonnen, sondern aus dessen Stärke. Daher muss auch nicht auf Genmanipulationen an der Pflanze hingewiesen werden, schließlich handele es sich um ein Folgeprodukt, so die EU-weite Handhabung. Beim Milchzucker Laktose gibt es zwei mögliche Quellen für gentechnisch veränderte Organismen: Futter aus genmanipuliertem Soja oder einer anderen Quelle, wie zum Beispiel Mais, muss bei der Verfütterung an Milchkühe nicht ausgewiesen werden – weder bei der Milch, die in den Einzelhandel kommt, noch von der Firma, die die daraus gewonnene Laktose benutzt, wenn sie ihre Fertiggerichte zusammenrührt. Schon die Molke, aus der wiederum der Milchzucker geholt wird, kann mithilfe von Chymosin, künstlichem Lab, erzeugt sein, das auch gentechnisch hergestellt wird.

Und dann gibt es noch den wesentlichen Bestandteil Fett, ohne den Fertignahrung ebenfalls nicht auskommt. Unter dem Begriff »pflanzliche Öle« findet das Fett manchen Keimlings Eingang in die Fertignahrung. Dem Hersteller steht es frei, darauf hinzuweisen, welches Öl er einsetzt. Selten wird auf der Zutatenliste Rapsöl, Sojaöl, Maisöl oder Baumwollsaatöl ausgewiesen. Dabei sind die ersten drei Sorten jene, die in der Fertignahrung am häufigsten zum Einsatz kommen. Baumwollsamenöl ist erlaubt, die Quellen dafür sprudeln allerdings nicht so großzügig. Allen genannten pflanzlichen Rohstoffen gemeinsam ist der großzügige Einsatz gentechnischer Manipulation.

Das Öl aus den Pflanzen muss in dem Fall als GVO-Ware gekennzeichnet werden, gleich ob der Rohstoff in der EU verarbeitet worden ist oder schon außerhalb ihrer Grenzen.

Ein Großteil der Stärke in der Fertignahrung Europas wird aus dem Maiskorn gewonnen. Auch die Kartoffel ist dabei häufig im Einsatz. Stärke hilft dem Fertigessen, Form zu kriegen und sie zu bewahren. Indirekt ist sie auch ein Geschmacksträger – wenn die Gulaschsuppe aus der Dose dünner oder der Rahmspinat aus der kalten Truhe wässriger wären, dann bliebe der Eindruck des Aromas der Ware weitaus flüchtiger. Stärke aus gentechnisch veränderten Pflanzen muss auf der Zutatenliste vermerkt sein. In der EU findet man eine solche Kennzeichnung derzeit allerdings nicht. Fettreduzierte Fertiggerichte enthalten anteilig mehr Eiweiß und Kohlenhydrate – und damit Stärke, zum Beispiel aus Mais.

Weitere mögliche Anwendungen der Gentechnik in Fertiggerichten sind natürlich der Einsatz von Aromen und Würzmitteln und des Antioxidations- wie Säuerungsmittels Zitronensäure. Auch Lecithine und Proteine aus Soja, Milcheiweiß und künstliche Süßstoffe können auf der Basis gentechnisch veränderter Organismen hergestellt werden (s. S. 77, »Zusatz- und Hilfsstoffe«), und die Deklarationspflicht ist dabei oft nicht endgültig geklärt. Wer um Stoffe dieser Art einen Bogen machen will, muss selbst kochen. Das macht übrigens Spaß und verfeinert die Lebens- und Esskultur.

Zusatz- und Hilfsstoffe

Sie sind die kleinen und großen Zauberer, die man selbst nicht im Küchenschrank stehen hat, um die man aber kaum herumkommt beim Einkauf. Zusatz- und Hilfsstoffe sind normalerweise nur in winzigen Mengen in Lebensmitteln enthalten, mitunter haben sie dort jedoch eine entscheidende Wirkung. Es sind lediglich technologische Gründe, die Lebensmittelhersteller dazu veranlassen, sie zu benutzen. Meistens erleichtern sie die Verarbeitung oder sorgen für eine längere Haltbarkeit. Andere verändern das Aussehen der Ware, und einige sorgen dafür, dass sich Stoffe, die sich nur ungern miteinander verbinden, genau das tun. Willkommen in der Welt des großen E.

Mit am bekanntesten ist vielleicht der Stoff E 322, auch Lecithin genannt. Sojalecithin ist einem von Schokoladenverpackungen ein Begriff. Gewonnen wird er in der Regel aus Soja, aber auch Mais oder Weizen können als Quelle dienen. Lecithin ist ein Stoff, der in allen lebenden Zellen vorkommt. Am einfachsten ist es jedoch, ihn aus einer Pflanze zu holen, die einen gewissen Ölreichtum aufweist. Lecithin ist ein Emulgator, ein Stoff also, der Flüssigkeiten und Fette verbindet. Im Fall der Schokolade, wo wir es in der Regel mit aus Soja hergestelltem Lecithin zu tun haben, sind das die Öle des Kakaos und Zucker; aber auch bei den beliebten Nuss-Nougat-Cremes wird der Stoff gebraucht oder in Mayonnaise.

Lecithin für die Industrie wird größtenteils aus Soja hergestellt. Der überwiegende Anteil des Soja, der weltweit gehandelt wird, ist gentechnisch manipuliert, und Sojalecithin aus gentechnisch manipulierten Organismen muss laut Gesetz auf der Lebensmittelverpackung deklariert werden. Allerdings ist auf keiner Schokoladenpackung in der EU ein Hinweis auf einen gentechnisch manipulierten Organismus zu finden.

Ein weiterer Zusatzstoff ist Vitamin E, auf Verpackungen als Tocopherol oder unter der Bezeichnung E 306 deklariert. Hinter den Nummern E 307 bis E 309 verbergen sich ganz ähnliche Tocopherol-Stoffe. In verarbeitetem Öl, wie zum Beispiel Margarine, wirkt E 306 gegen den Verfall des Produkts, kennt aber auch ganz andere Einsatzmöglichkeiten. Es wird in Nahrungsergänzungsmittelchen als Vitaminzugabe eingesetzt, und in diätetischen Lebensmitteln ist es ebenfalls oft zu finden. In ökologischem Tierfutter dient Tocopherol als Vitaminspritze.

Auch Tocopherol wird meistens aus Soja hergestellt. Auch Tocopherol aus gentechnisch manipuliertem Soja muss auf der Lebensmittelverpackung deklariert werden. Den Hinweis wird man aber vergeblich auf den Verpackungen suchen. Aus der Verwendung des Stoffes ergibt sich ein weiteres Problem. Hersteller von Öko-Lebensmitteln haben mittlerweile Schwierigkeiten, ihn mit Sicherheit gentechnikfrei zu erwerben. Das liegt auch daran, dass sich große Hersteller weigern, ihre Stoffe als gentechnikfrei zu kennzeichnen, weil sie eine hundertprozentige Warenflusszertifizierung scheuen. Denn die kostet extra.

Eine eigene Kategorie unter den Hilfsstoffen in der Lebensmittelproduktion sind Enzyme. Sie lösen biochemische Reaktionen aus oder beschleunigen sie. Ein gängiges Enzym ist das Chymosin, ein Wirkstoff aus dem Magen von Kälbern. Dort ist es für die Verdauung der Milch der Mutterkuh zuständig. Der Wirkstoff wird in der Käseproduktion eingesetzt, um die Milch zur Gerinnung zu bringen. Das Enzym sorgt dafür, dass sich die Molke von der Milch trennt und der Rest als Käse zu reifen beginnt. Da es für die Produktion von Käse schon lange nicht mehr genügend Kälbermägen gibt, wird Chymosin synthetisch hergestellt, und das überwiegend mit dem Einsatz gentechnisch veränderter Organismen.[1] Eine Kennzeichnung ist in der EU nicht vorgeschrieben. Enzyme gelten dort nämlich nicht als Zutaten, also müssen sie nicht darunter aufgeführt werden. Eine verquere Logik, schließlich gehören sie wie alle anderen zu den Stoffen, die in der Produktion eingesetzt werden.

Wie zum Beispiel auch Asparaginase, ein Mittel, das eine Bilderbuchkarriere hinlegte, nachdem vor ein paar Jahren die Erkenntnis für Wirbel sorgte, dass die Bildung von Acrylamid bei hoch erhitzten Lebensmitteln problematisch sein kann – das ist nämlich krebserregend. Nun wird Asparaginase eingesetzt, um die Bildung von Acrylamid zu verhindern, in verzehrfertigen Produkten, die diese Erhitzung schon hinter sich haben, wie Kartoffelchips, Keksen und Corn Flakes, sowie in jenen, die darauf noch warten, zu Hause getoastet oder gebacken zu werden, Toastbrot etwa oder Pommes Frites. Gängigerweise wird Asparaginase gentechnisch aus Bakterien hergestellt.

Vielen Herstellern von Lebensmitteln scheint es gleichgültig zu sein, ob die Bestandteile ihrer Produkte gentechnisch verändert sind oder nicht. Für Zusatz- und Hilfsstoffe fehlen transparente Bescheinigungen und Erklärungen, dass die benötigte Ware auch tatsächlich frei von gentechnischen Manipulationen ist. Dazu wiederum trägt die schwammige Gesetzeslage bei: Seit Neuestem[2] können in Deutschland Produkte, die zu mindestens 99,1 % gentechnikfrei sind, mit dem Label »Ohne Gentechnik« gekennzeichnet werden. Verbraucherschützer und Umweltverbände sind voll des Lobes, gehen sie doch davon aus, dass von dieser Kennzeichnungsmöglichkeit ein großer Nachfrageschub nach gentechnikfreien Futtermitteln ausgehen werde. Da bei der bisherigen Regel 100 % Gentechnikfreiheit gewährleistet werden musste, wurden praktisch überhaupt keine konventionellen Produkte mit diesem Label versehen. Allerdings mehren sich auch Stimmen, die von der jetzigen Regelung weniger begeistert sind. Die Kritik kommt interessanterweise von Gentechnikbefürwortern wie Gentechnikkritikern gleichermaßen.

Der Kritik des Deutschen Bauernverbands, die Kennzeichnung sei Verbrauchertäuschung, kann zwar nicht wirklich widersprochen werden. Allerdings lehnte diese wichtigste Lobbyorganisation des Agrobusiness in Deutschland die praktikable Kennzeichnungsverordnung ab, weil sie der Gentechnik Tür und Tor öffnen möchte. Denn solange für eine »Ohne Gentechnik«-Kennzeichnung so hohe Hürden überwunden werden müssen, dass die Verarbeiter die Zertifizierung scheuen, wird weiterhin fröhlich Gensoja aus Südamerika in den Futtertrögen landen. Hier scheint man nach dem Motto »Lasst uns die Verbraucher gar nicht erst auf dumme Gedanken bringen« vorzugehen.

Unter den Gentechnikkritikern hingegen wird die neue Kennzeichnung von einigen abgelehnt, weil es auch vorher schon möglich gewesen ist, zu 100 % gentechnikfreie Produkte als solche auszuweisen. Die Upländer Bauernmolkerei aus dem Bundesland Niedersachsen hatte ihre Milch schon lange nach viel strengeren Kriterien als gentechnikfrei gekennzeichnet. Was für manche aber noch schwerer wiegt: Eine Negativkennzeichnung bringt für die Menschen am Ende keine wirkliche Klarheit. Wer wirklich ohne Gentechnik arbeitet, möchte das Wort – auch in seiner Verneinung – überhaupt nicht auf der Packung stehen haben, und wer es weiterhin mit der Gentechnik nicht so genau nimmt, kann im Windschatten einer öffentlichen positiven Diskussion über ständig sich verschärfende Kennzeichnungsvorschriften weitermachen wie bisher. Daher fordert, wenn auch aus einer völlig anderen Motivation als der Bauernverband, der langjährige Vorsitzende des Agrarausschusses des Europaparlaments Friedrich Graefe zu Baringdorf eine Positivkennzeichnung: »enthält gentechnisch veränderte Stoffe« etwa oder kurz »mit GVO«. Und so mancher Akteur aus dem Lager der Gentechnikgegner hat sich seiner Auffassung angeschlossen. Wirklich gentechnikfrei sind zur Stunde nur Bioprodukte, die die strengen Richtlinien der klassischen biologischen Anbauverbände[3] erfüllen.

1   Bei Bioprodukten regelt ein Anhang der EU-Bio-Verordnung, welche Zusatzstoffe verwendet werden dürfen. Sie müssen in jedem Fall gentechnikfrei sein. Chymosin ist aber ein Enzym, und Enzyme gelten gemäß Lebensmittelrecht nicht als Zusatzstoffe. Daher darf laut Auskunft der Zertifizierungsstelle ABCERT auch in Biokäse synthetisch hergestelltes Chymosin verwendet werden, für das jedoch bei der Verarbeitung und Kontrolle der Nachweis der Gentechnikfreiheit vorliegen muss.
2   Stand Mai 2009
3   Eine Übersicht der Verbände findet sich auf www.boelw.de, der Website des BÖLW (Bund ökologische Lebensmittelwirtschaft, vollständige Adresse siehe »Adressen«, S. 204).

Lebensmittelkennzeichnung und ihre Grenzen

Ein Sprichwort sagt: Kaufe und iss nie etwas, was deine Urgroßmutter nicht als Lebensmittel identifizieren würde. Doch mit der Industrialisierung der Lebensmittelproduktion hat sich auch in der Lebensmittelverarbeitung eine Revolution vollzogen. Wo Lebensmitteleinkauf früher eine Sache des Vertrauens zum Erzeuger oder Händler war, vertraut der Verbraucher heute auf Gesetze. Bis 1981 kaufte man eine Dose Ravioli, ein Brot oder eine Tüte Gummibärchen, ohne viel mehr über das Produkt zu wissen, als der Name und vielleicht ein Foto auf der Packung oder der Blick durch die Klarsichthülle preisgaben. Das ist heute anders. Die Lebensmittel-Kennzeichnungsverordnung schreibt ein paar Dinge vor, um die kein Hersteller und kein Vertrieb oder Verkäufer von Lebensmitteln mehr herumkommt.

Seit 1981 also muss ein Verkehrsname auf der Packung stehen, zum Beispiel »Gummibärchen«. Dann muss dort zu erkennen sein, wer die Ware hergestellt hat, oder wer sie vertreibt. Die Zutaten müssen in abnehmender Reihenfolge nach ihren Gewichtsanteilen angegeben werden, wobei von den im Verkehrsnamen erwähnten Bestandteilen auch der prozentuelle Anteil ersichtlich sein muss, etwa bei »Ravioli mit Fleischfüllung« oder »Gummibärchen mit Fruchtsaft«. Schließlich müssen ein Mindesthaltbarkeitsdatum her und eine Mengenangabe. Das hört sich zunächst einmal gründlich und transparent an, aber schon in dieser Verordnung stecken zahllose Pferdefüße – und zwar lange, bevor die Gentechnik überhaupt ins Spiel kommt.

Woher stammt die Gelatine im Weingummi, ist vielleicht Schweineschwarte drin? Muss nicht draufstehen. Der Zuckeranteil in fertiger Nahrung wird dadurch verschleiert, dass mehrere Zuckerarten eingerührt werden. »Natürliche Aromastoffe« tragen ihren Namen zu Unrecht und werden aus Stoffen hergestellt, die mit dem Aroma selbst nichts zu tun haben. Auch wer Lebensmittel unverpackt verkauft, muss die Zutaten kenntlich machen. Der Bäcker muss eine Liste vorweisen, in der steht, was er alles in sein Bauernbrot gerührt hat. Im Alltag allerdings haben meist nur Öko-Bäcker diese Liste auf der Verkaufstheke liegen. Und das sind nur ein paar Beispiele unter sehr vielen.

Seit dem 18. April 2004 müssen in der EU auch bestimmte gentechnisch veränderte Lebensmittel und Zutaten gekennzeichnet werden. Das gilt für gentechnisch veränderte Organismen, wie zum Beispiel Mais oder Soja, aber auch für verarbeitete Produkte, die aus gentechnisch veränderten Organismen wie Mais oder Soja oder auch einem anderen Rohstoff hergestellt worden sind, Öle etwa oder Lecithine, mit deren Hilfe man Wasser und Fette vermischen kann. Die Kennzeichnung muss auch dann vorgenommen werden, wenn die manipulierte Erbsubstanz in dem verwendeten Rohstoff nicht mehr nachzuweisen ist. Auf der Zutatenliste muss dann zum Beispiel hinter der Maisstärke ein Sternchen auf eine Fußnote verweisen, in der dann steht: »aus gentechnisch verändertem Mais hergestellt«.

Eine Art Positiv-Kennzeichnung gibt es also schon – allerdings nicht als leicht erkennbares Label, sondern in Form einer kleingedruckten Anmerkung zum Kleingedruckten. Und sogar diese Fußnote kann noch umgangen werden über einen Passus der Lebensmittel-Kennzeichnungsverordnung, dessen Existenz allen Kritikern der Gentechnik indirekt recht gibt. Ein Lebensmittel darf bis zu 0,9 % GVO-Anteil aufweisen und trotzdem als gentechnikfrei etikettiert werden, wenn er auf eine zufällige oder technisch unvermeidbare Verunreinigung durch gentechnische Verschmutzung zurückgeht. In dem Fall hat der Inverkehrbringer (also der Hersteller) allerdings den Nachweis zu erbringen, dass die Verunreinigung tatsächlich zufällig oder technisch unvermeidbar gewesen ist. Diese Regelung trägt der Tatsache Rechnung, dass erstens Pollen und Stäube von Gen-Pflanzen durch Tiere und den Wind auf Nachbarfelder und darüber hinaus getragen werden, und dass Kontaminationen zweitens bei Transport und Lagerung von Waren und Saatgut notwendigerweise nicht auszuschließen sind.

Das bedeutet also, dass im äußersten Fall selbst bei einem feststellbaren Anteil von bis zu 0,9 % gentechnischer Verunreinigung oder weniger eine Kennzeichnungspflicht *nicht* besteht. Doch das ist für Leute, die sich frei von Gentechnik ernähren wollen, bei Weitem nicht das einzige Problem, das sich aus der Gesetzgebung ergibt – es gibt da noch ein paar weitere Hintertürchen.

Problematisch ist zunächst der Punkt, an dem es um Zutaten aus verarbeiteten Rohstoffen geht. Das lässt sich anschaulich am Beispiel der Speiseöle aufzeigen. Für die Kennzeichnungsliste auf der Verpackung genügt der Begriff »pflanzliches Öl«, ganz gleich, ob es sich um Sonnenblumen-, Mais-, Raps-, Distel-, Baumwoll-, Palm- oder Erdnussöl handelt. Auch wenn wir es mit einer Mischung aus verschiedenen Ölen zu tun haben, reicht der Hinweis rechtlich völlig aus. Dank dieser Undeutlichkeit sind die großen Lebensmittelhersteller in der Lage, ihre Rezepturen dem jeweils billigsten Öl auf dem Markt anzupassen. Einige der weltweit wichtigsten Ölpflanzen wie Raps, Soja oder Mais, zunehmend auch Palmöl, werden gentechnisch verändert angebaut. Und ist das Öl erst einmal gepresst, kann seine Herkunft aus gentechnisch manipulierten Organismen derzeit noch nicht zweifelsfrei nachgewiesen werden.

Ein ganzes Feld von Fragen und die eigentliche Verbrauchertäuschung ergeben sich daraus, was alles nicht gekennzeichnet werden muss. Milchprodukte sowie Eier und Fleisch von Tieren, die mit gentechnisch verändertem Futter aufgezogen worden sind, müssen nicht kenntlich gemacht werden. Politische Begründung: Jene Produkte bestünden nicht aus gentechnisch veränderten Organismen, sondern seien lediglich mit ihrer Hilfe entstanden. Aus diesem Grund seien sie nicht mehr nachweisbar. Die Sache mit der Nachweisbarkeit wird auf Dauer nicht haltbar sein, und so wird sich diese Argumentation schon bald in Luft auflösen. Übrigens lassen sich selbst Firmen, die dokumentiertermaßen mithilfe gentechnisch veränderter Organismen entstandene Produkte verarbeiten, nur sehr ungern damit in Verbindung bringen.

Seit Mai 2008 ist es möglich, Lebensmittel mit dem werbenden Zusatz »ohne Gentechnik« zu verkaufen. Das Label passt natürlich auf alle Lebensmittel, die komplett ohne Gentechnik hergestellt worden sind. Bei korrekter Kennzeichnung war das auch bisher schon zu erkennen bei jenen Produkten, die nicht mit Zutaten aus tierischer Herkunft entstehen. Für Milch, Milchprodukte, Eier und Fleisch dagegen wird das neue Etikett besonders interessant. Nur wenn das Futter der Tiere frei von Gentechnik entstanden ist, dürfen Hersteller damit werben. Die oben erwähnte 0,9-%-Regel gilt auch hier.

Diese Art der Kennzeichnung hat sich in einem Fall in den USA schon als wirkungsvolle Waffe erwiesen. Zahlreiche Milchhändler verwiesen dort auf ihren Verkaufsverpackungen darauf, dass ihre Milch frei sei von gentechnisch hergestellten Wachstumshormonen. Auch die Kaffee-Kette Starbucks hatte sich daran beteiligt. Ergebnis: Der Konzern Monsanto trennte sich von seiner Marke Posilac, unter der er die Hormone an US-Milchbauern verkaufte – nachdem er vergeblich versucht hatte, den Gebrauch des GVO-frei-Labels gerichtlich untersagen zu lassen.

Was ich tun kann

Demokratie lebt durch die aktive Teilnahme der Bürger an der öffentlichen Debatte und der Entscheidungsfindung. Auch wer nicht zufällig gerade Landwirtschafts- oder Umweltminister ist, hat doch eine Fülle von Möglichkeiten, Einfluss auf Leben und Zukunft seines Landes zu nehmen. Für jede Form von Tatendrang bieten sich Möglichkeiten:

RICHTIG EINKAUFEN
Den direktesten Einfluss können wir ganz einfach ausüben, täglich, durch unser Kaufverhalten. Wer gentechnikfreie Lebensmittel will, der soll bitteschön auch welche kaufen.[1] Es gibt verschiedene Gütesiegel, die Produkte ausdrücklich als »ohne Gentechnik« ausweisen (siehe Kapitel zum Thema Deklaration). Darüber hinaus sind sämtliche Bio-Lebensmittel gentechnikfrei, auch wenn es nicht explizit auf dem Etikett steht. Es gibt, historisch gewachsen, zahlreiche Bio-Anbauverbände, die sich in ihren Anbaurichtlinien nur leicht voneinander unterscheiden. Allen gemeinsam ist, dass möglichst eine geschlossene Kreislaufwirtschaft betrieben wird und dass sie ohne giftige chemische Dünge- und Spritzmittel erzeugt sind.

CO-PRODUZENT WERDEN
Bewusst essen, mit Genuss, Verstand und Respekt vor den Produkten und deren Erzeugern, verändert das eigene Verhältnis zu Küche und Keller. Gehen Sie zu den Bauern und interessieren Sie sich für die Entstehung der Lebensmittel, viele von ihnen verkaufen ihre Produkte bereits wieder »ab Hof«. Es gibt mittlerweile einige Molkereien und Metzgereien, die ihren Lieferanten eine gentechnikfreie Fütterung vorschreiben, ausschließlich gentechnikfreie Zutaten zukaufen und dadurch ein gentechnikfreies Produkt garantieren können.
Dass es geht, ist längst bewiesen. Die Bäuerliche Erzeugergemeinschaft Schwäbisch Hall (BESH) beispielsweise ist ein Zusammenschluss von etwa tausend Schweinebetrieben, die seit Jahren gentechnikfrei produzieren, ein Viertel der Betriebe wirtschaftet sogar biolo-

gisch. Ganz nebenbei hat die BESH das Schwäbisch-Hällische Land-schwein, eine alte, besonders stressresistente Schweinerasse mit be-sonders schmackhaftem Fleisch vor dem Aussterben bewahrt – ein zusätzliches Verdienst dieser Erzeugergemeinschaft. Auch die von Slow Food ausgelobten »Archeprodukte«, allesamt Spezialitäten, Sorten und Tierrassen, die im nivellierenden Zeitgeist der letzten Jahr-zehnte beinahe verschwunden wären, werden gentechnikfrei produ-ziert. Die Slow-Food-Philosophie setzt gentechnikfreie Produktion voraus als Kriterium für ein Produkt, das diese besondere Auszeich-nung tragen darf.

Was im Moment noch eher die Ausnahme ist, kann Normalität wer-den – wenn Sie Ihren Metzger und Ihren Bäcker mit Ihren Wünschen konfrontieren. Bitten Sie Ihren Bauern, auf biologischen Landbau um-zustellen. Es funktioniert. Über dreißigtausend Biobetriebe in Deutsch-land, Österreich und der Schweiz machen es vor, in allen Betriebszwei-gen. Der Produzent muss wissen, was der Kunde wünscht. Damit wer-den Sie erst Ihrer Rolle als »Co-Produzent« gerecht.

SICH ORGANISIEREN

Um Ihre einzelne Stimme zu verstärken, können Sie sich vorhande-nen Bürgerinitiativen anschließen oder selbst welche gründen. Einige überregionale Organisationen arbeiten seit Jahren für eine Land-wirtschaft ohne Gentechnik und ein gentechnikfreies Europa, eine umfangreiche Adressliste finden Sie im Anhang. Stärken Sie durch Ihre Mitgliedschaft die Arbeit dieser Vereine.

UNGEMÜTLICH WERDEN

Über Ihre tägliche Kaufentscheidung hinaus können Sie auf Ihre Gemeinde- und Kreisräte einwirken, Ihre Kommune als gentechnik-frei zu erklären. Es gibt eine Bewegung gentechnikfreier Regionen, und sie hat es geschafft, über ganz Deutschland Zehntausende Hek-tar für gentechnikfrei zu erklären. Tausende von Bauern zeichneten sogenannte »Unterlassungserklärungen«. Zahlreiche Landkreise sind den Vorschlägen der Bürgerinitiativen gefolgt und haben erklärt, dass die Pachtverträge öffentlicher Flächen in Zukunft einen Passus enthalten müssen, durch den sich der Pächter verpflichtet, keine gentechnisch modifizierten Pflanzen auf diesen Flächen auszubringen. Einige Landkreise haben sich sogar offiziell für gentechnikfrei erklärt (s. »Adressen«, ab S. 183).

Das gleiche fordern zahlreiche Gruppen auch von den Landesregierungen. In Österreich, Polen und Italien haben sich ganze Bundesländer als gentechnikfrei ausgerufen, während Landes- und Bundespolitiker in Deutschland immer noch behaupten, dass dies in Europa nicht möglich sei. Dabei zeichnet sich besonders Bayern durch einen peinlichen Schlingerkurs aus. Den Volksvertretern kann man jedoch auf die Sprünge helfen – Telefonnummern und Adressen der Landtags- und Bundestagsabgeordneten finden Sie auf den Webseiten der Parlamente. Reden Sie mit Ihren Abgeordneten, oder, klarer gesagt: Gehen Sie denen auf die Nerven, die ein Gentechnikverbot immer noch verhindern.

EINGREIFEN

Wer eher handfesten Überzeugungstaten zuneigt, kann sich auch der Feldbefreiungsbewegung anschließen. Diese ist in Frankreich, Spanien, Portugal, England und Deutschland aktiv, Österreich und die Schweiz haben diese Blüte des zivilen Ungehorsams mangels Gentechnikanbaus noch nicht hervorgebracht. Die »Freiwilligen Feldbefreier«[2] haben von sich reden gemacht, weil sie den Mut haben, nach vorheriger Ankündigung GT-Felder öffentlich unschädlich zu machen und dafür sogar Gerichtsverfahren in Kauf nehmen. Ein Feldbefreier sollte jedoch neben einer guten Portion Humor auch gute Nerven mitbringen. Die diensttuenden Polizisten kommen aus der Mitte der Gesellschaft und outen sich den Feldbefreiern gegenüber gern als Gentechnikgegner – »wir sind doch auch dagegen!« (Wenn es befohlen wird, schlagen sie natürlich trotzdem zu.)

Aus der düsteren jährlichen Konfrontation ist über die Jahre ein starkes Symbol für die verquere Landwirtschaftspolitik geworden. Michael Grolm, Agraringenieur und Imker sowie Sprecher der Freiwilligen Feldbefreier, hat im Jahr 2008 stellvertretend für die ganze Bewegung den Panterpreis für Zivilcourage der *taz* erhalten.

Sie sehen: Es gibt viele Möglichkeiten, sich zu engagieren. Und wenn Sie einen Garten haben, ein kleines Stück Land, dann können Sie selber Erzeuger werden. Wer Freude daran findet, selbst Obst und Gemüse anzubauen, dem beschert diese Arbeit nicht nur eine gesunde Ernte und gute Laune, sondern erneuert und festigt auch die Liebe zu Mutter Erde, die nötig ist, um ihr zu helfen.

1 Über das Verbraucherportal von Greenpeace Deutschland (de.einkaufsnetz.org) kann kostenlos der kleine Ratgeber »Essen ohne Gentechnik« bezogen werden.
2 www.gendreck-weg.de

Rohstoffe & Produkte

2

Alfalfa / Luzerne

Luzerne, im englischen Sprachraum als Alfalfa bekannt und auch bei uns unter diesem Namen geläufig, gehören zu den wichtigsten Futterpflanzen der Erde. Darüber hinaus sind sie im Einsatz für die menschliche Ernährung und für medizinische Zwecke, in der ökologischen Landwirtschaft sogar als bodenverbessernder Dünger. Luzerne sind Hülsenfrüchte, die in beinah allen Klimazonen wachsen, ursprünglich aus Zentralasien stammen und sich bis zum Ende des ersten Jahrtausends unserer Zeitrechnung in großen Teilen Europas und Afrikas verbreitet hatten. Sie kommen vergleichsweise gut mit Trockenperioden zurecht, und sie entwickeln sich zu einem reichen Proteinträger, unabhängig vom Stickstoffgehalt des Bodens, weil sie den Stickstoff auch aus der Luft aufnehmen können.

Als Tierfutter dienen Blätter und Saat, gern auch als Ergänzung zu Mais, getrocknet wird das Grünzeug auch als Heu gereicht, mitunter werden Tiere auch gleich auf die Weide gelassen, um sich ihr Futter selbst zu holen. Ihr hoher Proteingehalt erhöht bei Kühen das, was man in der Landwirtschaft Milchleistung nennt.

In der menschlichen Ernährung sind die vor allem im Ökohandel erhältlichen Alfalfa-Sprossen eine Art Geheimwaffe. Sie enthalten zahlreiche Vitamine, darunter besonders viel Vitamin C, dazu Kalzium und Mineralstoffe, außerdem sagt man ihnen nach, dass sie den Stoffwechsel anregen, die Gerinnungseigenschaften des Blutes verbessern und gegen Rheuma wirken.

Die Zahl der gentechnischen Experimente an der Luzerne zeigt die Bedeutung der Pflanze. In den USA haben von 1989 bis 2008 allein 379 Freisetzungsversuche stattgefunden. Es ging dabei in erster Linie um Herbizidtoleranz – und das, obwohl Luzerne für den Boden eigentlich ein Segen ist. 2006 wurde das Monsanto-Produkt RoundUp-Ready-Alfalfa auch tatsächlich auf einer Fläche von achtzigtausend Hektar in den USA genehmigt angebaut. Dieser Anbau wurde allerdings am 3. Mai 2007 schon wieder gerichtlich gestoppt, da die Gefahren für die Umwelt im Antrag auf Zulassung nicht ausreichend dargestellt gewesen seien. Vor allem zeigte sich das Gericht besorgt darüber, dass sich die gentechnisch veränderte Luzerne selbst verbreiten würde und sich so auf anderen Feldern als nicht mehr bekämpfbares Superunkraut erweisen könnte. Die Genehmigung zum Anbau von gentechnisch verändertem Alfalfa durch das US-Landwirtschaftsministerium wird im Urteil als nicht rechtmäßig festgestellt, mit der Anmerkung, die finanziellen Interessen von Monsanto seien »nicht höher zu bewerten als der irreparable Schaden, der der Umwelt entstehen könnte«.

Die im Winter schon ausgesäte Luzerne jedoch durften sowohl geerntet als auch vertrieben werden – mit der Kennzeichnung, dass sie genetisch verändert sind. Die Experimente gehen natürlich weiter. Auf seiner Website preist das US-Landwirtschaftsministerium Alfalfa als mögliche Lösung für das Land, um der Energiekrise zu entkommen. »Mehr Alfalfa anzubauen würde dazu beitragen, dass die USA unabhängiger in ihrer Energieversorgung würden.« Andere Versuche beziehen sich direkt auf die Futtermitteleigenschaften und wollen die Verträglichkeit der Luzerne verändern. Auch in Sachen Pilz-, Virus- und Insektenresistenz wird nach wie vor geforscht.

Äpfel

Man könnte annehmen, dass es an einer Frucht, die solche Wunder vollbringt wie der Apfel, nicht viel zu verbessern gibt. »An apple a day keeps the doctor away« reimt es im Englischen, was ungefähr so viel bedeutet, wie dass der regelmäßige Genuss von Äpfeln den Menschen gesund hält. In Asien galt der Apfel wahrscheinlich bereits in früher Zeit als Heilmittel; aber auch in Mitteleuropa wurde er schon vor unserer Zeitrechnung geerntet, wohl als eines der ersten globalisierten Nahrungsmittel. Heute ist China größter Apfelproduzent der Welt. Seine Erntemenge ist etwa so groß wie jene, die in den zehn Ländern zusammen erbracht wird, die hinter China auf der Liste stehen, darunter auch Deutschland.

Wer heute durch gewöhnliche Supermärkte spaziert, kann sich kaum vorstellen, dass es vor mehr als zweihundert Jahren um die zwanzigtausend Apfelsorten in Europa gegeben hat. Noch heute gibt es etwa 1.500, viele davon in der Obhut von Liebhabern. In den Handel dagegen kommen nur noch ein paar Dutzend Sorten, konventionellerweise sogar wenig mehr als fünf oder sechs verschiedene. Der Ökohandel hat sich in den vergangenen Jahren daran gemacht, wieder verstärkt alte, heimische Sorten anzubieten.

Äpfel, die nicht als Obst im Einzelhandel landen, finden in der Industrie verschiedene Verwendung. Sie werden dort zu Mus oder zu Saft verarbeitet, eine Milliarde Liter Apfelsaft werden in Deutschland jährlich gepresst, damit wandert der größte Teil der Ernte direkt in die Flasche. Eine große Menge des Saftes wird aber nicht pur getrunken, sondern für Saftmischgetränke verwendet. Ein großer Teil der Äpfel schließlich wird zu dem begehrten E 440, was das EU-Kürzel ist für Pektin, ein in relativ hoher Konzentration in der Frucht zu findendes Geliermittel. Etwa 1-1,5 % Pektin stecken in einem gewöhnlichen Apfel, wenn man ihn zu Trester macht, sind dort sogar 15 % enthalten. Den verdickenden Effekt nützen Lebensmittel-, Pharma- und Kosmetikindustrie. Pektin gilt als nebenwirkungsfrei und ist ohne Höchstmengenbeschränkungen zugelassen. Es könnte auch die Gelatine in den Gummibärchen ersetzen, ist aber weitaus teurer als diese.

Auf dem Gelände des deutschen Bundesforschungsinstituts für Kulturpflanzen wuchsen 274 transgene Apfelbäumchen, bis sie Mitte 2009 von Gentechnikgegnern gefällt wurden. In den USA haben seit 1991 48 Freisetzungsversuche stattgefunden. Laut der industriefinanzierten Datenbank transgen.de ist hier angeblich mittelfristig die Zulassung für den kommerziellen Verkauf zu erwarten. Forscher der University of California, Los Angeles zum Beispiel behaupteten 2006, sie hätten den Zuckerstoff Sorbit, der in den Blättern des Apfelbaumes gebildet wird, für die Frucht selbst gerettet. Wenn sich die Frucht ausbilde, werde nämlich der Sorbit in Fruktose umgewandelt, und diese Umwandlung habe man jetzt blockiert. Gegenüber dem normalen Apfel mit seinem Fruchtzucker habe aber der Sorbitapfel 45% weniger Kalorien. Nun besteht ein Apfel erstens zu 80% aus Wasser und hat zweitens oft weniger als fünfzig Kilokalorien. Die Forscher zeigen sich dennoch zuversichtlich, ähnliche Eingriffe mit dem Ergebnis Obst light auch bei Birne, Pfirsich, Pflaume und Kirsche durchführen zu können.

Kernobst steht recht weit oben auf der Liste vieler Allergiker, darum haben mehrere Experimente in Europa und den USA zum Ziel, den Apfel für Allergiker zugänglicher zu machen. Geschehen soll das über eine Veränderung der Polyphenolzusammensetzung des Apfels. Aber ausgerechnet die Polyphenole sind für den Geschmack und für die vielfältige gesundheitsfördernde Wirkung zuständig, an ihnen herumzuschrauben erscheint total widersinnig. Langzeitstudien zur allergenen Wirkung von gentechnisch veränderten Organismen fehlen bisher überhaupt, die Aufbereitung von gesundem Obst für Allergiker ist insofern ein Widerspruch in sich.

Andere Experimente zielen darauf ab, Apfelsorten mit eingebauter Resistenz gegen Bakterien- und Pilzerkrankungen wie Feuerbrand, Apfelschorf und Mehltau zu züchten. Und an Äpfeln, die nicht mehr braun werden, wenn man sie aufschneidet, wird im Labor selbstverständlich auch schon geforscht.

Baumwolle

Baumwolle selbst ist kein klassisches Lebensmittel. Trotzdem hat sie einen Platz in diesem Buch verdient. Und das nicht nur aufgrund des Ehrgeizes, mit dem die gentechnische Forschung an dieser Pflanze arbeitet, sondern vor allem, weil das Öl aus ihrer Saat immer häufiger auf den Esstischen der Welt landet.

Neben Zucker war Baumwolle die erste im großen Stil produzierte Kolonialware. In manchen tropischen und subtropischen Klimazonen war die Baumwolle schon vor Tausenden von Jahren bekannt, so in Südasien, Nordafrika und Mittelamerika. Die Menschen sponnen Fäden aus den Samenhaaren des Strauchs und stellten daraus Stoffe

für Kleidung her. Die Baumwollentkernungs-
maschine, 1793 erfunden, machte den Rohstoff
fit für die industrielle Verarbeitung. So wurde
die Baumwolle, gepflückt von den Händen der
Sklaven im Süden der USA, zu einer Basis der
industriellen Revolution, die in Europa zuerst Großbritannien und danach die Staaten des Festlands funda-
mental veränderte. Weltweit ersetzte von da an Kleidung
aus Baumwolle traditionelle Materialien wie Leder, Fell,
Wolle, Leinen und Hanf. Und so war bis vor wenigen
Jahren noch Baumwolle der meistgefragte Rohstoff der
Bekleidungsindustrie – mittlerweile allerdings wird in China etwa
dreimal mehr Chemiefaser als Baumwolle hergestellt. In der Ernteperi-
ode 2006/2007 kamen nach den Zahlen der Welthandels- und Entwick-
lungskonferenz UNCTAD etwa drei Viertel der weltweiten Baumwoll-
produktion aus China, Indien, den USA und Pakistan, wobei China
allein es auf mehr als ein Viertel brachte.

Aber auch kleinere Länder haben seit den Neunzigerjahren stark auf
Baumwolle gesetzt. In Westafrika machten sich viele Kleinbauern
von ihr abhängig. So stand das kleine Binnenland Burkina Faso im
selben Erntezeitraum auf dem zwölften Platz der weltweiten Erzeugung, noch vor einem Land wie Südafrika, in dessen Produktion gentechnisch veränderte Baumwolle einen Anteil von 90 % hat.

Baumwolle ist keine sehr robuste Pflanze und darüber hinaus äußerst
arbeitsintensiv. Produktionsausfälle werden durch zu feuchtes oder zu
trockenes Wetter oder durch Schädlinge hervorgerufen. Baumwolle
ist auch der agrarische Rohstoff, der am heftigsten mit Herbiziden
behandelt wird.

In Zusammenhang mit dem hohen Wasserverbrauch beim Anbau ergeben sich schwerwiegende Probleme, wie etwa beim Aralsee in der
ehemaligen Sowjetunion. Der Wasserspiegel des Sees, der jetzt in
Kasachstan und Usbekistan liegt, sinkt seit Jahren – Usbekistan ist der
fünftgrößte Baumwollproduzent der Welt. Die Desertifikation, die
Ausbreitung der Wüste, schreitet schnell voran, und sehr viele Menschen in der Umgebung sind chronisch krank. Die Ziele, die sich die

Gentechindustrie in diesem Fall gesteckt hat, sind relativ eindeutig: mehr Robustheit, weniger Anfälligkeit gegen die Baumwollkapselraupe und natürlich höherer Ertrag – nicht nur als Folge einer verbesserten Widerstandsfähigkeit gegen Umweltbedingungen, sondern durch eine Züchtung, die mehr Ernte abwirft.

In den USA wurde 2008 laut transgen.de, der Datenbank aus dem Umfeld der Industrie, auf 86 % der Anbaufläche genmanipulierte Baumwolle angebaut, in Indien auf 76 %; in China belief sich der Anteil im Jahr 2007 auf 66 %. Auch in der EU gibt es Freisetzungen von GVO-Baumwolle. Die Widerstände in der Bevölkerung sind hier nicht so groß wie bei Nahrungsmitteln. Und auch wenn sich der Absatz ökologisch erzeugter, gift- und gentechnikfreier Lebensmittel in den reichen europäischen Ländern ständig erhöht, stagniert doch der Anbau ökologisch produzierter Baumwolle international bei 0,1 %.

Der Gentech-Konzern Monsanto konzentrierte seine wissenschaftlichen Anstrengungen darauf, der Baumwollkapselraupe den Garaus zu machen. Dazu wurde die Baumwolle mit einem Gen des *Bacillus thuringiensis* geimpft, einem Bakterium, das in vielen Böden vorkommt und Larven von verschiedenen Insekten, unter anderem der Baumwollkapselraupe, vergiftet. Am Ende der Entwicklung stand eine für das Unternehmen typische, aggressive Markteinführung.

Das neue, teurere Saatgut werde die klassischen Probleme des Anbaus lösen, versprach Monsanto. Im besten Fall erfüllt sich diese Prophezeiung zumindest fürs Erste. Vom chinesischen Baumwollanbau hörte man, dass der Ertrag zunächst kräftig stieg. Die weitgehende Ausrottung der Raupe führte allerdings dazu, dass sich stattdessen andere Insekten über die Baumwolle hermachten, denen jetzt der natürliche Feind genommen war. In anderen Fällen entwickelte die Raupe eine Resistenz gegen das Gift – mit der Folge, dass insektizide Gifte in heftigerem Ausmaß als vorher zum Einsatz kommen mussten. Besonders dramatisch waren die Folgen in Indien, einem Land, in dem die Bevölkerung ganzer Bundesstaaten von der Landwirtschaft lebt. Der Verfall des Baumwollpreises auf dem Weltmarkt zwang viele indische Bauern zu drastischen Maßnahmen. Sie liehen sich Geld, um das teure Saatgut zu kaufen, das ihnen so vielversprechend angepriesen worden war. Doch ihre Erwartungen wurden enttäuscht. Das Saatgut war zwar dreimal so teuer wie herkömmliches, aber viele Bauern fuhren damit schlechtere Ernten ein. Zum Missverhältnis von hohen Kosten und geringer Ernte gesellte sich noch erschwerend der Niedergang des Weltmarktpreises.

Die Wissenschaft hat uns jetzt noch einen neuen Plan offenbart. Die *Proceedings of the National Academies of Sciences (PNAS)* sind ein beinah hundert Jahre altes Bulletin, das in Washington herausgegeben wird, und die dort veröffentlichten Texte finden weltweit Verbreitung. Wer die Wissenschaftsseiten deutscher Tageszeitungen durchblättert, wird immer wieder auf Artikel stoßen, die ihren Ursprung in Verlautbarungen des *PNAS* haben – wie beispielsweise im November 2006, als in vielen Wirtschafts- und Wissenschaftsartikeln die Ankündigung eines Teams der Texas A&M University in Sachen Welthunger wiederzufinden war. Vom bei der Baumwollernte anfallenden Samen könnten, entschlackt vom natürlichen Gift der Pflanze, irgendwann einmal eine halbe Milliarde Menschen ernährt werden, hieß es darin.

Auch bislang schon wird das Öl der Samen in mancher Margarine oder in Erdnussbutter verwendet. Man findet auch mit Baumwollöl zubereitetes Gebäck – jeweils allerdings nur ausgewiesen auf Produkten und Packungen, die für den internationalen Markt über die EU hinaus hergestellt werden. Für die EU reicht nämlich, bei gleichen Inhaltsstoffen, die einfache Angabe: Pflanzenfett.

Da im Samen der Baumwolle Bitterstoffe und das pflanzeneigene Gift Gossypol enthalten sind, gilt er für Menschen nur in kleinen Mengen als genießbar. Der größte Teil des Samens wird geschrotet und als Viehfutter weiter verwertet. Die Rechnung der texanischen Wissenschaftler sieht wie folgt aus: Die neue Baumwolle, gentechnisch von Gossypol befreit, ergibt 44 Millionen Tonnen Samen, eiweißreiche Kost, die als Öl oder Fett circa einer halben Milliarde Menschen weltweit dringend Benötigtes bieten könne. Die Voraussetzung dafür ist natürlich, dass alle Baumwollfarmer weltweit auf traditionelles Saatgut verzichten und jenes verwenden, das Eigentum der Texaner ist.

Bier

Bier ist in Deutschland ein nationales Heiligtum. Das kommt nicht von ungefähr. Schließlich stehen allein hier etwa ein Drittel aller Brauereien, die weltweit Bier herstellen. Die Hälfte aller Brauereien Europas braut in Deutschland und Österreich, das sind etwa 1.400 Stück. Das Deutsche Reinheitsgebot, das 1516 als bayrisches Lebensmittelgesetz von Herzog Wilhelm IV. in Ingolstadt erlassen worden war, ist eine Art ideologische Grundlage des Bierbrauens und spielt im hiesigen Bewusstsein eine große Rolle. Der Herzog verordnete, dass nur Gerste, Hopfen und Wasser benutzt werden dürften, um das Getränk herzustellen.

Dabei ist Bier weder eine deutsche Erfindung noch ist die Kombination mit der Gerste, die vielen Biertrinkern in Deutschland als Evangelium gilt, ein herausstechendes Qualitätsmerkmal. Wahrscheinlich haben die Ägypter schon 2.500 Jahre vor unserer Zeitrechnung Bier gebraut. Und schon in den Asterix-Comics führte die berauschende Kraft der Cervisia zu heftigen Keilereien.

Das zum Bierbrauen notwendige Malz wurde immer schon aus allen zur Verfügung stehenden Getreiden hergestellt. So eignet sich zum Beispiel auch Weizen hervorragend zum Brauen, daneben aber auch Reis, Hirse oder Mais. Die Gerste verdankt ihre deutsche Karriere dem Umstand, dass die Bevölkerung Brot und Kuchen aus Weizen bevorzugte und Gerste als minderwertiges Korn galt.

Wer die Hirse- und Reisbiere probiert, die als glutenfreie Alternative meist in Reformhäusern, Bioläden oder Bio-Supermärkten zu haben sind, erkennt die eigenen Qualitäten anderen Korns in der Bierherstellung. Denn neben dem Hopfen ist es das Malz, das dem Bier einen wesentlichen Teil seines Geschmacks gibt. Malz entsteht, indem das Korn in Wasser zum Keimen gebracht wird, dann werden die Keimlinge entfernt und der Rest des Korns wird getrocknet. Der Grad des Trocknens gibt dem Bier seine Farbe sowie einen milden oder starken Geschmack.

Dieses Mälzen und Darren dauert mehrere Tage, ein Prozess, den die Braukonzerne gern verkürzen würden. Ziel des Mälzens ist die Aufbereitung der Stärke in der Gerste. In kleine Teile zerlegt, wird aus der Stärke mithilfe von Hefe Alkohol entwickelt. Dieser Prozess könnte durch den Zusatz gentechnisch erzeugter Enzyme beschleunigt werden – nur ist das laut Reinheitsgebot verboten. Weiteres Verbesserungspotenzial dürften die großen Brauereien in der Tatsache sehen, dass Bier in Einheiten produziert werden muss. Das Getränk entwickelt sich langsam in Tanks, nicht viel anders als vor Hunderten von Jahren. Könnte der Gerstensaft kontinuierlich fließend mit Hefe in einem Rohrsystem gären, bevor er in Flaschen abgefüllt wird, würde die Produktion gleich viel billiger.

In Mitteleuropa haben die Mönche entscheidenden Anteil daran, dass das Bier in der Alltagskultur Fuß fasste. Sie setzten es ein, um das Fasten auszuhalten. Bier ist ein ordentlicher Kalorienlieferant, und jedes Getränk war ihnen erlaubt. Vor der Industrialisierung wurde Bier in vielen Kellern für den Hausgebrauch gebraut. Auch Kinder durften Bier trinken, im Zweifelsfall war es sauberer als Wasser. Zahlreiche Brauereien entstanden hinter Kneipen, die nur das eigene Quartier versorgten. Noch nach dem Zweiten Weltkrieg gab es viele Biere, die nur regional zu haben waren. In den letzten zwanzig Jahren fand schließlich ein Konzentrationsprozess statt. Erst rissen sich lokale Größen die schwächelnden Konkurrenten unter den Nagel, dann wurden sie selber von überregional operierenden Unternehmen geschluckt. Heute sind große Bierkonzerne wie Carlsberg, Interbrew oder Heineken auf allen Kontinenten präsent. Die zunehmende Ausrichtung auf Biermischgetränke hat für die Brauereien einen großen Vorteil: Das ganze Getränk unterliegt nicht dem deutschen Reinheitsgebot, weil es nicht Bier heißt. Und weil es nicht als Bier verkauft werden darf, dürfen die Brauereien einrühren, was ihnen gerade passt. Zum Beispiel gentechnisch erzeugte Süßstoffe wie Aspartam.

Bier ist ein Naturprodukt. Was sich prima anhört, ist für ein Massenprodukt ein Problem. Denn ein Naturprodukt weist Schwankungen im Geschmack auf. Besonders ausgeprägt gilt das für Wein, aber auch die Brauer möchten ihre Produkte lieber komplett unter Kontrolle haben. Für die Konzerne heißt das Stichwort Geschmacksstabilität. Ihr Interesse ist es, Getreide zu beziehen, das unbeeindruckt von Wetter und anderen Umwelteinflüssen wächst. Die Anfälligkeit für Pilzbefall zum Beispiel geht auf unsichere Witterungsbedingungen zurück. Da wir das Wetter vorerst noch nicht kontrollieren können, geht man den umgekehrten Weg: Die Universität Gießen und die Friedrich-Alexander-Universität Erlangen-Nürnberg arbeiten derzeit unabhängig voneinander an einer neuen Gerste, die Viren und Pilzen widerstehen soll.

Das Bundesministerium für Wirtschaft und Technologie fördert Versuchsreihen an der TU Berlin, in denen es um die gentechnische Veränderung von Brauhefen geht. Die Hefen sind der vierte Bestandteil im Brauvorgang und geben ihm eine gewisse Verlässlichkeit. Ihr Einsatz macht ihn planbar. Die Ziele der Versuchsreihen sind vielfältig: Es geht zum Beispiel um Geschmacksstabilität oder um mehr Schaum beim Zapfen und darum, keine unliebsamen Überraschungen beim Brauvorgang zu erleben.

Nicht zuletzt die alkoholreduzierten oder -freien Biere können als Spielwiese für neue Techniken angesehen werden. Hefe ist der erste Organismus, der schon 1996 gentechnisch komplett entschlüsselt wurde. In Großbritannien ist seit mehr als zehn Jahren Bier zu kaufen, das mit gentechnisch veränderter Hefe gebraut wurde.

Sie denken nun, dass in Ihrem Bier schon keine Gentechnik drin sein wird. Kann sein, dass Sie recht haben. Aber die Dinge verändern sich. In Südschweden kokettierte vor ein paar Jahren ein kleiner Brauer damit, als erster Bierbrauer nur gentechnisch verändertes Korn einzusetzen. Kenth Persson braute seine Marke »Kenth« aus Mais. Auf dem Etikett war nicht nachzulesen, dass der Mais für Perssons Bier aus Deutschland kam, aus dem Oderbruch. Ebenfalls nicht viel mehr als ein PR-Gag ist die Schweizer Marke »Cool Corn«, die vom gleichnamigen Verein produziert wird. Der Vorsitzende des Vereins war ein paar Jahre für die Öffentlichkeitsarbeit des Gentech-Konzerns Syngenta verantwortlich.

Die größte Gefahr ist freilich strukturell bedingt. Denn »Cool Corn« ist zwar offensichtlich aus gentechnisch verändertem Mais hergestellt, doch kein Labor der Welt könnte dies nachweisen. Der Mais ist zuerst gemälzt worden und dann durch den Gärungsprozess gegangen. Damit ist das Korn auf einer Verarbeitungsstufe angekommen, in der der Nachweis, dass die Grundlage gentechnisch verändert wurde, derzeit eben noch nicht führbar ist. Das wäre im Moment nur beim ganzen Korn möglich. Für die Hefe gilt die Nichtnachweisbarkeit genauso (Ausnahme: Hefeweizen!).

Und dieses Problem stellt sich bei vielen Produkten. Beim zehnten Australian Barley Technical Symposium in Canberra, das sich mit Möglichkeiten und Wegen beschäftigt, gentechnisch veränderte Gerste auf den Markt und an den Brauer zu bringen, endete ein Beitrag mit folgenden sehr offenen Sätzen: »Es ist natürlich sehr schwierig, die Behauptung ›GVO-frei‹ nachzuprüfen, da einerseits keine Übereinstimmung darüber herrscht, was genau das bedeutet, andererseits bei vielen Derivaten, wie raffinierten Ölen oder Lecithinen, die DNA beim Herstellungsprozess vollkommen aufgelöst wird. Daher ist die Behauptung ›GVO-frei‹ nur im Rahmen von Herstellergarantien und Herkunftsnachweisen zuverlässig. Ob sich diese Verfahrensweise auch in Zukunft bewähren wird, bleibt abzuwarten.«

In Deutschland hat sich der Widerstand der Brauer gegen den Einzug der Gentechnik in ihre Branche bereits formiert: Als Verband »Die Brauer mit Leib und Seele« haben sich eine Reihe handwerklich orientierter Brauereien zusammengeschlossen, um das deutsche Heiligtum zu verteidigen.

Brot

Brot ist ein universelles Nahrungsmittel, das in beinah jeder Weltregion bekannt ist. Selbst in einigen der vom Reis geprägten Länder Ostasiens gibt es gedämpfte Teigballen, die dem Brot eng verwandt sind. Bevor die Menschen systematisch Hitze einsetzten, um ihre Speisen leckerer oder haltbarer zu machen, mischten sie zerstoßenes Getreide mit Wasser und aßen das Ergebnis als Brei. Zunächst nur auf einem heißen Stein oder in Asche erhitzt, wird der Brei zu einem harten Fladen. Ein darüber gestülpter Kessel beschleunigt den Vorgang. Aber erst die Erfindung des Backofens bringt einen nächsten erheblichen Entwicklungsschritt. Nun kann man die Brote, die nicht mehr dünn wie Fladen sein müssen, gleichmäßig von allen Seiten garen.

Wie die meisten kulturellen Errungenschaften aus dem Bereich der klassischen Nahrungsmittel stammt auch das Brot, so wie wir es kennen, aus dem östlichen Mittelmeerraum. In Ägypten gibt es schon dreitausend Jahre vor unserer Zeitrechnung große Bäckereien, die ganze Städte versorgen. Die Römer sind es, die die ägyptischen Methoden verbessern, indem sie das Mehl immer feiner mahlen. Sie sind es auch, die die neue Speise zu den von ihnen über Jahrhunderte kolonisierten Barbaren in Mitteleuropa bringen. Das am meisten verwendete Brotgetreide ist der Weizen.

Vom Mittelmeer bis nach Indien werden bis heute nach diversen Rezepturen Fladenbrote hergestellt. In Indien wird der Fladen gefüllt angeboten, es werden auch Kräuter direkt in den Teig gemischt. In Südeuropa ist Weizenbrot an der Tagesordnung, weiter nördlich spielt auch der Roggen eine große Rolle. Lange vernachlässigtes Korn wie Kamut oder Dinkel kommt über die Biobäcker langsam wieder zu größerer Bedeutung. Gerste dagegen wird seit Jahrhunderten eher fürs Bierbrauen genutzt. Im arabischen Raum und in Ostafrika ist Hirsebrot sehr verbreitet, die mexikanische Tortilla ist aus Mais und ebenfalls eine enge Verwandte des Brotes. In den Südstaaten der USA kommt weiches Maisbrot auf den Speiseplan, und aus dem Mehl von Hülsenfrüchten oder aus Kartoffelmehl lässt sich ebenfalls Brot herstellen.

Getreide und Wasser sind die Hauptbestandteile von Brot. Klassischerweise ist es die Hefe, die dem Brot hilft, aufzugehen und eine lockere Krume zu entwickeln. Bei der Sauerteigmethode wird der Gärprozess mit Milchsäurebakterien in Schwung gehalten. Backpulver schließlich ist die dritte Möglichkeit, den Teig – in diesem Fall mittels

Natron – zur Gärung zu bringen, 1856 von dem US-Wissenschaftler Eben Norton Horsford erfunden und seit 1891 von August Oetker industriell gefertigt.

Backen ist kein komplizierter Vorgang, aber einer, in dem man sich auskennen muss, und einer, für den man Zeit braucht. Ein schlechtes Baguette erkennen auch Laien daran, dass die Kruste dünn ist und die Krume den Zähnen fast keinen Widerstand leistet. Denn ein gutes Brot braucht Zeit, es muss liegen, um die Eigenschaften zu entwickeln, die wir alle lieben. Und ein minderwertiges Brot hat genau diese Zeit nicht bekommen.

In den letzten Jahren hat der Anteil der handwerklich arbeitenden Betriebe, die Backwaren anbieten, ständig abgenommen. Der Großteil der verkauften Brote und Brötchen wird entweder von der Industrie fertig verpackt im Supermarkt verkauft oder als halbfertige Ware an Backshops vertrieben, die die gelieferten Teiglinge dann kurz aufbacken und als Frischware verkaufen. Der europaweite Aufstieg der Firma Kamps in den Neunzigerjahren steht für diese Geschäftsstrategie. Die frischen Brötchen im Backshop um die Ecke können eine weite Reise hinter sich haben, weil sie in Ländern produziert worden sind, in denen Arbeit billiger ist als in Mitteleuropa. Sie können darüber hinaus Monate alt sein.

»In drei Jahren gibt es nur noch Mehl, das aus Getreide mit verändertem Erbgut stammt«, prophezeite schon 1999 der Präsident des Zentralverbands des Deutschen Bäckerhandwerks. Es handelt sich dabei allerdings um eine Aussage, die damals wie heute als ziemlicher Unsinn anzusehen ist, denn Gentech-Weizen schafft es im Moment nicht ins Brot.

Das österreichische Umweltmagazin *Global News* behauptet nur ein Jahr später: »99 % aller Brot- und Backwaren werden unter Verwendung gentechnisch veränderter Inhaltsstoffe produziert«. Das ist schon eine andere Meldung. Und sie bezieht sich nicht explizit aufs Getreide, sondern auf das, was sonst noch wichtig ist beim Backvorgang: Wahrscheinlich machen die manipulierten Inhaltsstoffe lediglich 0,4 % des ganzen Produktes aus, sagt das Umweltmagazin, aber es geht immer um die Mittel, die dem Bäcker das Leben einfacher machen – auch wenn dem Kunden damit am Schluss ein Produkt angeboten wird, das er bewusst so vielleicht nie kaufen würde. Vergleichen Sie die Brote bei den lokalen Bäckern. Sie werden recht schnell feststellen, dass viele identische Backmischungen benutzen, die ihnen frei Haus geliefert werden. Traditionelle Kompetenzen und die Bereitschaft, in seinem Handwerk ständig dazuzulernen sind die einzigen Alternativen zum Einsatz solcher Backmischungen.

Um welche Hilfsstoffe und ihre Effekte geht es? Ascorbinsäure (Vitamin C) ist in vielen Broten enthalten. Sie muss nicht gentechnisch hergestellt werden, allerdings ist diese Methode billiger als die herkömmliche. Ascorbinsäure verhindert die natürliche Alterung des Brotes, indem sie die Feuchtigkeit im Brot länger erhält. Auch Backenzyme werden heute mehrheitlich auf der Basis gentechnisch veränderter Mikroorganismen gewonnen. Sie haben verschiedene Aufgaben: Vor allem sollen sie eine Versicherung darstellen gegen die Unwägbarkeiten der Natur. Das einstige Naturprodukt Brot soll immer gleich schmecken und aussehen – eine wichtige Forderung der Industrie. Abweichungen sind nicht erwünscht und vor allem teuer, weil Ware, die nicht identisch aussieht, nicht ausgeliefert werden kann. Enzyme wie Amylasen (für größeres Backvolumen) und Proteasen (für größere Teiggeschmeidigkeit und damit einfachere Verarbeitung) werden ebenfalls auf Gentechnik-Basis hergestellt. Der Besuch einer Website von Großhändlern, die Bäckereien beliefern, bietet in dem Zusammenhang interessante Erkenntnisse. Mit der Eingabe »Backpremixe« in der Suchmaschine landet man genau da.

Es gibt auch Backwaren mit Bio-Label, die mithilfe von Enzymen entstanden sind. Dort allerdings muss der Nachweis vorliegen, dass sie nicht auf Gentech-Basis gewonnen wurden. Der Einsatz ist umstritten, aber nicht kennzeichnungspflichtig. Auch die Hefe, die die Bio-Bäckereien benutzen, kann konventioneller Art sein, sie muss kein Bio-Label haben.

Zurück zum konventionellen Betrieb: Lecithine, die Wasser und Fette miteinander binden, werden häufig aus Soja hergestellt. Und Soja ist einer der Rohstoffe, die am stärksten überhaupt von gentechnischer Manipulation betroffen sind. Außerdem gern genommen in billigen Broten ist Stärke, die aus Mais oder Reis hergestellt wird. Auch hier kommt oft die Ernte von gentechnisch manipulierten Pflanzen zum Einsatz.

Weitere Zutaten im Brot, die möglicherweise einen Gentech-Hintergrund haben, sind Glukosesirup und Zuckerrübensaft für die Farbe des Brotes oder Sojamehl – letztes vor allem in billigem Toastbrot. Ganz wichtig ist für Industriebrot außerdem der immer gleiche Feuchtigkeitsgrad bei gleichzeitiger Sicherheit, dass die in Plastiktüten eingepackte Ware nicht schimmelt. Das erreicht man allerdings nicht durch Gentechnik, sondern durch eine sterile Umgebung, in der die Brote verpackt werden, und durch den Einsatz von Konservierungsstoffen. Und so ist der Herstellungsprozess genau zu steuern: In einer industriellen Backstraße werden die Teige in riesigen Bottichen gerührt, die Laibe werden maschinell geformt, viele sind nach drei Minuten im Hochleistungsofen schon fertig gebacken – in Scheiben schneiden, eintüten, fertig.

Erbse

Die Erbse ist eine der ältesten kultivierten Ackerfrüchte. Schon fünftausend Jahre vor unserer Zeitrechnung ist die grüne Hülsenfrucht nicht nur im östlichen Mittelmeerraum bekannt, sondern auch im Süden und Osten Europas. In Mittel- und Nordeuropa wird die Frucht wahrscheinlich getrocknet und gemahlen, also ähnlich wie Getreide verarbeitet. Bis weit nach dem Mittelalter wird das Mehl auch anderen Sorten untergemischt und zum Brotbacken genutzt, eine Praxis, die in den Biobäckereien langsam wieder auflebt. Zum Kochen werden lange meist getrocknete Erbsen verwendet, denn die frische Frucht hält sich nicht sehr lange. In der zweiten Hälfte des zwanzigsten Jahrhunderts setzen sich dann nacheinander Konserven und Tiefkühlung durch. Wie viele Hülsenfrüchte einst ein wichtiger Proteinlieferant, ist die Erbse in Europa durch die Vielfalt anderer Angebote verdrängt worden und wird heute nur noch als Gemüse serviert.

Weltweit wurden 2005 mehr als elf Millionen Tonnen Erbsen getrocknet, etwas mehr als neun Millionen Tonnen grün verzehrt, konserviert oder tiefgefroren. Ein großer Teil der Trockenerbsen wird als Mehl oder geschrotet zu Tierfutter verarbeitet. Die Hauptanbauländer sind Indien, China und Kanada mit jeweils über drei Millionen Tonnen, mit weitem Abstand folgen Frankreich, Russland und die USA.

Mitte des neunzehnten Jahrhunderts experimentiert in Brünn Gregor Mendel, den man den Erfinder der Genetik nennt, mit Erbsen. Zur selben Zeit wird die Erbse als erster agrarischer Rohstoff Grundlage industrieller Nahrungsmittelproduktion. Und wer heute aus dem Supermarkt ein Päckchen Erbsensuppe in löslicher Form mitnimmt, erwirbt ein Produkt, das in sehr ähnlicher Form schon der Verpflegung deutscher Soldaten im Krieg gegen Frankreich 1870/71 diente. Die Soldaten mussten damals über Wochen von sogenannter Erbswurst und Brot leben; der preußische Staat hatte das Patent kurz vor dem Krieg dem deutschen Koch und Konservenhersteller Johann Heinrich Grüneberg abgekauft, der für seine Erfindung 35.000 Reichstaler und bald auch ein Begräbnis mit allen militärischen Ehren erhielt.

So wie diese Urform aller Fertignahrungsmittel besteht auch eine gewöhnliche Erbsensuppe aus der Tüte zu drei Viertel aus Erbsenmehl. Salz, Speck, Hefe und Aromen hinzugefügt – schon ist das klassische deutsche Kriegsessen fertig. Noch heute ist es als Produkt der Firma Knorr zu haben, die längst in den Unilever-Konzern eingeordnet ist. Knorr erwirbt das Patent schon 1889. Aus der zylindrischen Verpackungsform des gepressten Erbsensuppenkonzentrats leitet sich der Name Erbswurst ab. Die Zutaten sind aber größtenteils die gleichen wie bei unserer Erbsensuppe in der Tüte, mal abgesehen von den Geschmacksverstärkern, Stärken und Antioxidationsmitteln, ohne die Fertignahrung heute nicht auskommt. Dabei muss es noch nicht um Gentechnik gehen.

Wie viele andere Pflanzen, die in der industriellen Produktion Einsatz finden, ist auch die Erbse Ziel der gentechnischen Forschung. Aus industrienahen Kreisen ist zu hören, dass in den USA bald eine herbizidtolerante Sorte zugelassen werde. Andere Forschungen beziehen sich auf Manipulationen in Richtung Pilz- und Virusresistenz. Eine signifikante Versuchsreihe mit gentechnisch veränderten Erbsen gibt einige Hinweise darauf, dass der Verzehr solcher Nahrung die Gesundheit extrem gefährden kann.

Diese bemerkenswerte Reihe wurde 1998 in Australien gestartet. Eigentlich befand sich dabei der Gemeine Erbsenkäfer im Visier der Forscher, ein ernstzunehmender Erbsenschädling, der Ernteausfälle bis zu 30 % verursachen kann – nicht nur in Australien. Die Wissenschaftler mussten jedoch feststellen, dass den Versuchen auch Feldmäuse, denen die manipulierte Erbse als Futter gereicht worden war, zum Opfer fielen. Das Gen aus Bohnen, das die Forscher der Erbse eingebaut hatten, hatte zunächst erfolgreich eine Resistenz gegen den Käfer ausgelöst – indem es verhinderte, dass der Käfer bzw. seine Larven die Nahrung verdauen konnten. Das Insekt verhungerte. Aber auch für die Feldmäuse war der Stoff aus der Bohne offenbar schwer verträglich und führte zu einer Art allergischen Reaktion. Sie produzierten Antikörper, erkrankten bei Tests an Lungenentzündung oder wiesen Überempfindlichkeiten an der Haut auf. Die Forschungen wurden erst Ende 2005 abgebrochen.

Versuche mit dem Originalprotein aus der Bohne lösen die Reaktion nicht aus, womit das Dogma der Gentechnik widerlegt war, dass Gene immer dieselben Proteine produzieren, egal wo man sie einbaut. Trotz der nahen Verwandtschaft von Erbse und Bohne entstehen eklatante Unterschiede. Es dauerte immerhin sieben Jahre, bis die Forscher des Commonwealth Scientific and Industrial Research Institute zu dieser Erkenntnis gekommen waren und die Konsequenzen daraus zogen. Das Experiment steht deutlicher als jedes andere für die Bedenken der Gentech-Gegner. Allergien und Langzeitfolgen aller Art sind in der Regel nicht berücksichtigt, wenn eine manipulierte Pflanze aus dem Labor gleich auf den Acker kommt.

Erdnuss

Die Erdnuss ist eine eindeutige, aber seltsame Form der Hülsenfrucht. Ihre Früchte wachsen in einer Schote, wie bei der Erbse oder Bohne, allerdings bleibt die harte Hülle geschlossen, was die Verwechslung mit der Nuss nahelegt. Sie wurde schon vor unserer Zeitrechnung im heutigen Brasilien angebaut und hat eine abenteuerliche Eroberungsfahrt hinter sich. Auf ihrem Weg in Richtung Osten hat sie die agrarischen Kulturen Westafrikas verändert, später auch jene Südasiens. Aufgrund ihrer mittlerweile weltweiten Verbreitung und Nutzung ist die Erdnuss ein interessantes Objekt der Gentech-Forschung.

Die wechselhafte Geschichte der Erdnuss ist schon darin dokumentiert, dass sie in vielen Sprachen gleich mehrere Namen hat. Im britischen Englisch entspricht *groundnut* dem deutschen Namen, das amerikanische *peanut* hieße übersetzt Erbsnuss. In der Schweiz ist sie auch als »Spanische Nuss« bekannt, was auf den kolonialen Vertriebsweg verweist. Auch aus der deutschen Kolonialgeschichte haben sich Begriffe erhalten, die mehr mit der Wahrnehmung der Überseebeamten als mit dem Produkt zu tun hatten. Der Name »Kamerunnuss« erklärt sich von allein; »Aschantinuss« wurde die Frucht in der deutschen Kolonie Togo genannt, wo der Ursprung der Erdnuss ganz offenbar im benachbarten Ghana gesehen wurde – einem Land, in dem die Ashanti bis heute die Mehrheitsethnie stellen.

Die Kolonisatoren stießen in Mittel- und Südamerika auf eine ganze Reihe von Nutzpflanzen, die heute rund um den Globus verbreitet sind. Neben der Kartoffel und der Tomate ist die Erdnuss vielleicht die Erdfrucht, die den höchsten Durchdringungsgrad fremder Agrarmärkte erreicht hat. In Afrika war die eiweiß- und magnesiumhaltige Nuss schnell etabliert als ideale Ergänzung zum Reis, gemahlen oder gestampft, und als Soße zu Fisch oder Fleisch. Senegal, Nigeria und der Sudan gehören heute zu den größten Exporteuren der Welt. In den Küchen Süd- und Südostasiens hat das Öl der fettreichen Erdnuss schnell an Beliebtheit gewonnen, weil es sich sehr hoch erhitzen lässt und damit die Basis bilden kann für Gerichte, die schnell garen.

In Europa hat die Erdnuss eine ganz andere Bedeutung. Hier wird sie nicht für die warme Küche verwendet, sondern dient vorrangig als billiger Rohstoff für die Süßwarenindustrie oder als Knabberwerk, entweder verarbeitet oder schlicht geröstet und gesalzen. In dieser Form stellt die Erdnuss ein unverzichtbares Stimulans zu hemmungsloser Getränkeaufnahme dar, und jeder Wirt, der seinen Gästen ungefragt und unbezahlt salzige Erdnüsse auf den Tisch stellt, hat es auch genau darauf abgesehen.

Unter den zehn größten Produzenten von Erdnüssen befinden sich China und Indien, deren jährliche Produktion größer ist als die der restlichen Welt. Ihre Erdnüsse wandern fast ausschließlich in die Ölmühlen. In Indien gibt es seit Jahren eine aufwendige Gentech-Forschung zur Erdnuss. Die beiden größten Exporteure von Erdnüssen dagegen sind die USA und Argentinien, wobei mehr als die Hälfte der US-Ware im Bundesstaat Alabama wächst und Argentinien gar keinen einheimischen Bedarf an den Früchten hat. Dort wird lediglich für den Export angebaut, ein Zustand, den wir eher von afrikanischen Ländern südlich der Sahara oder von den Republiken Mittelamerikas kennen. Sowohl die USA als auch Argentinien gehören zu den Ländern, die der Gentechnik überhaupt am positivsten gegenüberstehen.

Die Forschung ist seit Jahren bemüht, die Erdnuss zu verändern. Dabei geht es um Resistenzen gegen verschiedene Krankheitserreger und gegen Pilze, unter anderem gegen den *Aspergillus flavus,* einen Schimmelpilz, dessen Befall der Erdnuss unter schlechten Bedingungen während der Lagerung droht. Aus ihm entwickelt sich ein Gift, das beim Menschen krebserregend wirken kann. In Indien wiederum sitzen Forscher an der Entwicklung einer Erdnuss, die Beta-Carotin enthält. Diese Vorform von Vitamin A ist ursprünglich nicht in der Nuss enthalten. Wie beim Golden Rice ist diese neue Erdnuss für jene Weltregionen gedacht, in denen zum Beispiel Kinder wegen Vitamin-A-Mangel erblinden. Noch nicht geklärt ist bis jetzt, wie groß die Menge an solchen Erdnüssen ist, die ein Schulkind tatsächlich verschlingen müsste, um seinen Vitamin-A-Bedarf zu decken.

Die A&M University in Huntsville, Alabama, hat eine besondere Charakteristik der Erdnuss aufs Korn genommen. Da die Nuss zu den am stärksten allergieauslösenden Pflanzen überhaupt gehört, besteht seit 2005 eine Kennzeichnungspflicht für Bestandteile von Erdnüssen in Lebensmitteln. Denn offenbar besteht ein Zusammenhang zwischen dem Röstgrad der Erdnuss und der Entwicklung einer Eiweiß-

Kohlehydrat-Verbindung, die sowohl Geschmacksträger ist als auch verantwortlich sein soll für zahlreiche allergische Reaktionen. Im Jahr 2003 überraschte die Südstaaten-Universität mit der bahnbrechenden Neuigkeit, dass es ihren Forschern gelungen sei, diese Verbindungen mithilfe der Gentechnik zu unterdrücken. Gleichzeitig gab die Universität allerdings bekannt, dass die frisch entwickelte Pflanze leider noch einen kleinen Haken habe: Sie trage nämlich keine Früchte.

Für Allergiker gilt im Falle der Erdnuss, was für Leidensgenossen sonst auch gilt: Verzicht. Das könnte in den allermeisten Fällen ein überschaubares Leid sein, da die Erdnuss nicht zu den kulinarischen Meisterwerken der Natur gehört. Allerdings steht viel auf dem Spiel für die Industrie. Die geschrotete Erdnuss ist ein sehr beliebter Bestandteil im Lebensmittelsektor, denn sie ist so schön billig. Hier haben also Produzenten und Verarbeiter ein gemeinsames Interesse, die Erdnuss von ihrem wesentlichen Makel zu befreien, dem allergologischen Risiko.

Zwar fand die Zeitschrift *Ökotest* in den Erdnussflips-Packungen eines Knabberwaren-Anbieters, der in den meisten großen Supermärkten in den Regalen steht, Rückstände gentechnisch veränderter Organismen. Doch dabei handelte es sich nicht um Bestandteile der Erdnuss, sondern um die vom Mais, dem Hauptbestandteil des Produkts. Es waren Reste von gentechnisch verändertem Mais, dessen Ursprung Saatgut der Firma Monsanto war – seit einigen Jahren auch in der EU zugelassen, aktuell schon wieder von fünf Ländern verboten.

Bei der Erdnuss sieht es im Moment so aus: Weder die indischen Versuche mit virusresistenten Früchten sind marktreif, noch jene, denen die allergenen Stoffe genommen werden sollen. Auch die Idee, eine Erdnuss mit erhöhtem Vitamin A-Gehalt zu schaffen ist noch in einer frühen Forschungsphase. Das gleiche gilt für die Anstrengungen mit *Bacillus thuringiensis,* der bei Mais oder Raps schon lange zum Programm gehört. Die Forschungen allerdings werden derzeit weltweit fortgesetzt.

Fischfang gehört zu den ältesten Methoden der Menschen, sich mit Nahrung zu versorgen. Fisch bietet sehr eiweißreiche Kost und Vitamine, außerdem ist er schnell und einfach zuzubereiten.

Aus der Altsteinzeit ist das Sammeln von Muscheln bekannt, und schon in der Mittelsteinzeit wurden Fische mit Booten auf dem offenen Meer gefangen. Die Fischerei auf dem Süßwasser war früher entwickelt als jene auf hoher See, sie war technisch auch einfacher zu bewältigen. Seit mehreren hundert Jahren gibt es die Fischzucht, die heute meist als Aquakultur bezeichnet wird. Jeder Forellenteich ist eine Form des Aquafarming, und in vielen Meeresgebieten Frankreichs oder an den zerklüfteten Küsten Norwegens und Irlands wird heute Lachs oder Steinbutt *offshore* gezüchtet. Einer der wesentlichen Unterschiede zur klassischen Fischerei ist dabei der klare Eigentumsanspruch auf den Fisch. Das Tier hat vom ersten Tag seiner Existenz an einen Besitzer.

Analog zur Geschwindigkeit der technischen Errungenschaften hat sich der Fischfang entwickelt. Bis ins neunzehnte Jahrhundert hinein wurde im Wesentlichen so gefischt wie in den Jahrhunderten oder gar Jahrtausenden zuvor, allerdings gab es da in China und Thailand, in Korea und Vietnam bereits Ansätze von Aquakultur. Erst in den letzten einhundert Jahren hat die Fischerei ein Entwicklungstempo entfaltet, das die globale Ausbeutung der Fischgründe in den Binnengewässern wie auf allen Meeren erst möglich macht. Akustische Signaltechnik, Navigation und Kommunikation einerseits, direkte Verarbeitung und Einlagermöglichkeit auf hoher See andererseits haben den Fischfang zu einem ganz normalen Industriezweig werden lassen. In der zweiten Hälfte des zwanzigsten Jahrhunderts hat sich der weltweite Ertrag der Fischerei versechsfacht. Gleichzeitig sind in der Hälfte der ausgewiesenen Meeresfischgründe die Bestände vieler Fischarten bedrohlich zurückgegangen.

Der steigende Appetit auf gesunde Nahrungsmittel in Europa, Japan und Nordamerika hat einen kaum vergleichbaren Boom beim (Meeres-)Fisch ausgelöst und dazu geführt, dass ganze Meeresregionen heute schon leer gefischt sind. Während vor Jahrhunderten allenfalls reiche europäische Städte flussaufwärts in der Lage waren, sich Hering oder Muscheln liefern zu lassen, findet heute jeder Kühlwagen die Fischläden und Fischabteilungen der Supermärkte. Mit dem schlichten Fangen war es da spätestens zu Beginn der Neunzigerjahre nicht mehr getan. Asien hatte die maritime Fisch- und vor allem Schalentierzucht schon längst im großen Stil etabliert. Heute findet man unter den zehn führenden Ländern, die Aquakulturen im und am Meer betreiben, acht asiatische, dazu auf den letzten beiden Plätzen Norwegen und die USA.

Hinter Fisch-Farming steht eine simple ökonomische Idee: Süßwasserfische aus einem Teich zu holen, ist sehr viel weniger anstrengend, als ihnen an Bachläufen aufzulauern. Einfacher heißt auch billiger, und das gleiche Prinzip gilt natürlich auch für Meeresfische. Seit zwei Jahrzehnten nun nehmen die Aquakulturen an Bedeutung zu in der weltweiten Fischproduktion. Und in diesen Fischfarmen wächst eine Zukunft heran, die nicht nur unser Essen verändern wird wie kaum eine Entwicklung davor. Der Fisch, der in wenigen Jahren schon auf unseren Tellern landen soll, könnte die bestehenden Ökosysteme dauerhaft verändern.

Aquakultur ist zunächst eine Tierzucht wie alle anderen auch. Die Probleme, die sich daraus entwickeln, sind denen der Massentierhaltung auf festem Boden sehr ähnlich, allerdings gibt es einige Besonderheiten. Häufig wird das umliegende Ökosystem in Mitleidenschaft gezogen, der Lebensraum anderer Tiere zerstört. Zusätzlich ist das Gewässer, in dem Fische industriell gezüchtet werden, durch den Kot der Fische oft stark belastet. Die Tiere leben teilweise in ihrer eigenen Kloake, denn der abgegebene Mist bleibt sehr lange im Wasser zurück, das nicht so oft gereinigt wird, wie es Hygiene und Gesundheit eigentlich erfordern. Fische sind mobile Tiere, ständig in Bewegung im eingeschränkten Raum, wodurch sich Krankheiten rasant ausbreiten. Diese Krankheiten werden durch eine Turbofütterung unterstützt, die den Fisch – und das schon ganz ohne Gentechnik – schneller wachsen lässt, als es die Natur vorgesehen hat. Ist das Produkt Fisch verkaufsfertig, werden die gemästeten Fische vor dem Abtransport auf Diät gesetzt, damit sie das Wasser, in dem sie unterwegs sind, nicht mit ihrem Kot verunreinigen.

Seit Januar 2004 ist ein von Gentech-Designern entworfener Fisch auf dem Markt. Der GloFish ist ein leuchtendes Exemplar seiner Gattung, er reflektiert das Licht des Aquariums, in dem er gefangen ist. Er ist der erste durch Gentechnik erzeugte Fisch, der im Handel ist. Auch wenn er nur in der Zoohandlung und noch nicht an der Fischtheke erhältlich ist, spielt er schon jetzt eine große Rolle als Tabubrecher, denn er ist mit Sicherheit nicht der letzte neue Fisch. Schließlich ist der Markt für Speisefische erheblich größer und lukrativer als jener für Aquarienfische. Bislang jedoch zögert die US-Lebensmittelbehörde FDA die Entscheidung noch hinaus, die Markteinführung gentechnisch veränderter Lachse zuzulassen. Forscher haben das Gen aus der Flunder, das verhindert, dass das flache Tier in gefrorenem Wasser erfriert, auf den Lachs übertragen. Im Lachs bewirkt dieses Gen, dass der Lachs zu einem Riesen heranwächst und viel größer wird als seine konventionellen Artgenossen.

Die Firma A/F-Protein aus Massachusetts bildet mit ihrer Tochter Aqua Bounty Technologies die Speerspitze der Entwicklung und forscht seit Jahren am neuen Fisch. Ihr Ziel ist es, einen Lachs zu züchten, der bis zu sechs Mal so groß ist wie ein konventionelles Exemplar. A/F-Protein will den neu geschaffenen Lachs in den nächsten Jahren in den Verkauf bringen, muss dafür allerdings durch die verschiedenen Zulassungsverfahren weltweit. Bedenken gegen die Züchtung neuer Tiere weist die Firma zurück. Erstens seien die Tiere steril, und zweitens würden sie eingesperrt gehalten, in künstlichen Bassins oder in extra eingerichteten und ausbruchssicheren Küstenzonen im Meer. Beide Sicherheiten sind allerdings trügerisch. Der neue Fisch ist noch in der Probephase, und das Züchtungsziel, ihn steril, also fortpflanzungsunfähig zu gestalten, müsste sich über viele Generationen beweisen. So viel Zeit gibt es natürlich nicht, die Investitionen der Firma sind schließlich hoch und wollen möglichst schnell wieder eingespielt werden. Die Ausbruchssicherheit der Fische ist kaum zu gewährleisten. Es gibt mehrere Beispiele von großen Fischpopulationen, die aus gesicherten Umgebungen ausgebrochen sind. Dabei handelte es sich jeweils um Aquakulturen, wie jene im US-Bundesstaat Maine, als sich im Dezember des Jahres 2000 ganze hunderttausend Lachse darüber freuen konnten, die Freiheit der Meere kennenzulernen. Wir können davon ausgehen, dass die Verantwortlichen der Aquafarm, aus der die Lachse ausgebüxt sind, alles dafür getan haben, die Fische am Entkommen zu hindern. Schließlich waren sie ihr Eigentum und sind kaum wieder einzufangen.

Anders verhält es sich mit dem Eigentum, das der Züchter absichtlich loswerden will. Je nach Angelgebiet findet man in den Gewässern Norwegens zwischen einem und drei Viertel Lachse, die aus Zuchtbeständen stammen. Und von denen sind mit Sicherheit nicht alle mutwillig der Gefangenschaft entkommen. Für Züchter wird es bei sinkenden Preisen immer unerschwinglicher, Fische, die sie nicht verkaufen können, ordnungsgemäß und gegen Gebühr an Land zu entsorgen. Stattdessen entlassen sie dann schon mal Tiere, die sie als minderwertig ansehen, also vor allem kranke Lachse, einfach ins Meer. Zahlreiche der klassischen Angelflüsse Norwegens sind heute deshalb von Zuchtfischen bevölkert anstatt vom *Salmo Salar,* dem echten Wildlachs.

Hunderttausend transgene Lachse, die das Sechsfache der normalen Größe haben und einer Zuchtfarm entkommen, um sich im Meer ein neues Leben zu suchen: Das ist eine apokalyptische Aussicht. Lachse sind immer unterwegs, und ein einziges Lachsweibchen produziert für eine Eiablage bis zu dreißigtausend Eier. Niemand kann vorhersagen, wie sich die neu designten Tiere, erst einmal in Freiheit gelangt, dort verhalten. Ob sie sich vermehren und wie schnell, oder ob sie die Fischbestände der Ozeane dezimieren – mit dieser Größe gehören sie jedenfalls zu den Schwergewichten im Kampf um den Aufstieg in der Nahrungskette innerhalb der Meere. Die Firma A/F-Protein dürfte in ihren Bassins mittlerweile über eine große Anzahl neuer Superlachse verfügen. Sie spricht davon, dass bei ihrer Tochter

Aquabounty schon zwanzigtausend der transgenen Lachse in Tanks darauf warten, verkauft zu werden. Nur für den Fall, dass die internationalen Zulassungen dereinst vorliegen. A/F-Protein kündigt für den Fall der Zulassung seiner Lachse an, auch Tilapia, Forelle, Heil- sowie Steinbutt neu zu erfinden. Die Firma steht mit ihren Experimenten nicht allein.

In Korea ist es gelungen, das Wachstum eines Zierfisches um das 35-fache zu beschleunigen. Und im Februar 2007 machte das Bundesgesundheitsministerium bekannt, dass auch in der EU, mindestens in Deutschland und den Niederlanden, transgene Zierfische aufgetaucht seien. Dabei hat es weder Zulassungsverfahren für die Verbreitung solcher Tiere gegeben noch sonst irgendeine rechtliche Grundlage. Eine Studie der Universität Karlsruhe spitzt die Situation noch zu:»Transgene Landtiere werden in den nächsten zwanzig Jahren voraussichtlich keine praktische Bedeutung für die Lebensmittelproduktion erlangen. Bei Fischen sind die Entwicklungen dagegen weit fortgeschritten, und mit dem Inverkehrbringen von transgenen aquatischen Nutztieren (Lachs, Forelle, Karpfen) kann in den nächsten drei bis fünf Jahren gerechnet werden.« Eine öffentliche Diskussion über diesen Bereich der Gentechnik hat bisher nicht stattgefunden.

Fleisch

Schon lange bevor die Menschen ein Soufflé herstellen konnten oder die Vorzüge eines Rucolasalats mit gehobeltem Parmesan schätzen lernten, aßen sie Fleisch. Sie rannten den Tieren hinterher, um sie zu erlegen und gemeinsam zu braten sowie aus Fell und Knochen Kleidung und Werkzeuge herzustellen. Von da bis zur Fleischproduktion moderner Prägung ist es ein weiter Weg. Die Sesshaftwerdung geht mit der Domestizierung einzelner Tierrassen einher. Das Wildschwein, der Auerochse und der Wolf geraten als erste in die Obhut des Menschen. Als aus dem wilden Schwein das Schwein geworden ist und aus dem Auerochsen die Kuh, hat der Hund als Nachfolger des Wolfes schon die Aufgabe, seine vierbeinigen Kollegen zu bewachen.

Noch später spezialisieren sich die Menschen im Nahrungsmittelgewerbe. Schlachter und Metzger gehören zu den frühesten Berufen. Massentierhaltung ist eine Erscheinung, die sich erst in der zweiten Hälfte des zwanzigsten Jahrhunderts etabliert – ununterbrochene Kühlketten stellen heute die Grundlage dafür dar, dass das Fleisch geschlachteter Tiere zum Verzehr in andere Kontinente transportiert werden kann.

Fleisch ist das Muskelgewebe von Tieren, die man tötet, um sie aufzuessen. In der Nahrungsmittelkunde werden auch die Würste unter den Oberbegriff Fleisch eingeordnet, die Innereien von Vierbeinern und Vögeln dagegen nicht. Fisch, Frösche, Schnecken, Schlangen und diverse Insekten stehen auch auf den internationalen Speisekarten, fallen aber nicht unter den Begriff Fleisch. Gegessen wird als Fleisch beinahe alles, was nicht schnell genug weglaufen oder hoch genug fliegen kann. Allerdings gibt es bedeutende regionale, kulturelle und – damit oft zusammenhängend – religiöse Unterschiede in der Auffassung, was man essen kann und darf. Judentum und Islam verbieten den Verzehr von Schweinefleisch, der Hinduismus untersagt es, Rindfleisch zu essen. Darüber hinaus essen viele Hindus aufgrund des ihrer Religion innewohnenden Wiedergeburtsgedankens überhaupt kein Fleisch.

Die Gegenwart der Fleischproduktion ist geprägt von enormem Rohstoffverbrauch, kaum noch zu bewältigenden Bergen von Tierexkrementen und gentechnisch manipuliertem Futter. Die Tiere in der industriellen Produktion verbrauchen Getreide und andere Stoffe, die meistens auf anderen Kontinenten gewachsen sind. Dort wird oft, wie zum Beispiel im Norden Brasiliens, Soja für den Export angebaut anstatt Nahrung für hungernde Menschen. Dort, wo Intensivtierzucht stattfindet, zum Beispiel in den Niederlanden oder in weiten Teilen des deutschen Bundeslandes Niedersachsen, können die Exkremente der Tiere oft nicht entsorgt werden. Die Äcker in der Nachbarschaft der Zuchtanlagen können sie jedenfalls nicht aufnehmen. So blüht ein skurriler Gülletourismus quer durch Europa. Das Experiment, die wichtigen Nährstoffe, die in den Ausscheidungen enthalten sind, wieder auf jene Äcker zu kippen, wo das Futter gewachsen ist, wurde vor kurzem in den Niederlanden gestartet. Wegen zu hohen Aufwands wurde der Gülletransport per Schiff nach Übersee aber doch schnell wieder eingestellt.

Gentechnik kommt spätestens beim Futter ins Spiel. Moderne Hochleistungszucht hat vor allem eins im Sinn: möglichst schnell möglichst viel Fleisch, Milch oder Eier zu produzieren. Obwohl die Kuh auch ganz gut mit frischem oder getrocknetem Gras auskäme, wird zusätzlich Protein gefüttert – um absolute Höchstleistungen aus den Tieren herauszumelken. Der Volksmund nennt es Kraftfutter. Milchkühe werden heute so hoch gezüchtet, dass sie spätestens nach sieben oder acht Jahren völlig ausgebrannt sind, obwohl sie unter besseren Lebensumständen mühelos zwanzig bis fünfundzwanzig Jahre alt werden können. Heute werden sie in einen nicht endenden Kreislauf aus Tragen, Gebären und Milchgeben geschickt, der mit dem fünfzehnten Lebensmonat beginnt. Eine Milchkuh gibt am Tag bis zu vierzig Liter Milch und gebiert jedes Jahr ein Kalb. Produzieren können sie diese Menge aber nur, wenn sie proteinreiches Futter aus Soja oder Mais bekommen.

Da das Melken auf der Weide zu teuer und zu umständlich ist – bei den Milchpreisen, die die hochfusionierte Molkereiwirtschaft noch zahlt –, wird das Herdentier Kuh schon lange nicht mehr auf der Weide gehalten. Die Kuh ist von der Weide in den Stall verbannt. Es gibt Berechnungen, wonach eine Kuh bereits nach nur zwei Laktationen, in denen sie mehr als zehntausend Liter pro Jahr gibt, bei exzellenter Rendite zum Schlachter geführt werden kann.

Gentechnisch manipuliertes Futter muss weder in der Fleisch- und Wurstproduktion ausgewiesen werden noch von der Milchwirtschaft mit ihren breiten Produktpaletten. Allerdings ist es sehr wohl möglich, gentechnikfreies Proteinfutter aus Soja oder Mais zu erwerben. Die Upländer Bauernmolkerei hat als erste deutsche Molkerei von ihren Bauern eine konsequent gentechnikfreie Fütterung verlangt und verkauft ihre Milch stolz mit dem Label »Ohne Gentechnik«. Damit steht sie in direktem Widerspruch zu Firmen wie Müller-Milch, die behauptet, dass der Einkauf von nicht gentechnisch verändertem Futter gar nicht mehr möglich sei. Mittlerweile hat auch die Firma Campina angefangen, einzelne Produkte ihrer Marke Landliebe als gentechnikfrei auszuloben.

Aber nicht nur das primäre Futter ist gentechnisch verändert. Auch um das ganze Tier kümmert sich die Forschung seit Jahren. In den USA wird seit mehr als zehn Jahren eine hormonell ausgelöste Steigerung der Milchleistung praktiziert. Das sogenannte rekombinante *Bovine Somatropin*, kurz rBST, ist ein gentechnisch hergestelltes Rinderwachstumshormon und wird bei schätzungsweise 30 % der US-Kühe dem Futter beigemengt. Angeblich steigert es die Milchleistung um weitere 20 %.

Vorsicht ist angesagt bei der Bewertung der folgenden Meldungen. Es sei ihnen gelungen, Rinder zu züchten, die nicht über das Prionen-Eiweiß verfügen, das die heimtückische Krankheit BSE auslöst. Die Kälber, so hieß es in der Veröffentlichung, seien so designt worden, dass das verantwortliche Gen ausgeschaltet wurde. Wenn das stimmt, dann ist das mit großer Sicherheit eine enorme züchterische Leistung. Allerdings zielt sie wie so viele Anstrengungen der Gentech-Industrie am Problem vorbei. Denn BSE wird gar nicht durch fehlfunktionierende Eiweiße verursacht, sondern ist eine Folge der Fehlentwicklung in der industriellen Landwirtschaft. BSE ist ursächlich verbunden mit der falschen, weil billigst möglichen Ernährung der Rinder durch ihresgleichen. Erst die Kannibalisierung der Rinder durch den Ernährungszusatz aus den Schlachtabfällen in Form von Tiermehl ihrer Artgenossen hat die Tiere krank gemacht.

Ein japanischer Professor hat sogar Fleisch und Gemüse gekreuzt. Akira Iritani von der Kinki-Universität in Osaka hat Schweinen ein Spinat-Gen eingepflanzt. Warum hat er das getan? Sein Ziel ist es, dass Schweine Linol-Säure produzieren. Linol-Säure ist eine der ungesättigten Fettsäuren, mit denen für Margarine und ihre Verträglichkeit geworben wird. Schweinefleisch hingegen weist die gesättigten Fettsäuren auf, die längst nicht so leicht zu verdauen sind.

Iritani erklärte sein Experiment für gelungen, da das Fleisch seiner Probanden 20 % mehr ungesättigte Fettsäuren enthielte als das herkömmlicher Schweine.

In der wissenschaftlichen Literatur wird diskutiert, ob es sinnvoll ist, Kuhmilch mittels Gentransfer so zu verändern, dass sie der menschlichen Muttermilch ähnlicher wird und so besser in der Ernährung von Babys einzusetzen ist. Gewinnversprechend scheint auch eine Verminderung des natürlichen Laktosegehalts in der Kuhmilch, als Reaktion auf die wachsende Milchunverträglichkeit; Produkte aus laktoseverringerter Milch fänden sicher Abnehmer. Vorgestellt wird das Projekt auf einer österreichischen Internetseite über landwirtschaftliche Methoden allerdings nicht als wirtschaftlich vorteilhaft, sondern als vor allem mildtätig. Schließlich seien in anderen, sprich: armen Erdteilen, »60 bis 80 % der Erwachsenen betroffen« von Laktoseunverträglichkeit, so die Behauptung auf farming.at. Am Ende ihrer Laufbahn wird auch die gemeine Milchkuh in die Fleischwirtschaft überstellt.

Noch ein Blick in die Zukunft: Schweine sind immer wieder in der Diskussion als Organspender für den Menschen. Die Entwicklung ist zwar nicht im Entferntesten reif für Experimente am Menschen, aber Affen mit Schweineherzen gibt es bereits. Und sie überleben sogar ein paar Tage. Um das Problem der hyperakuten Rejektion zu lösen, eine von Antikörpern ausgelöste Zerstörung des transplantierten Organs kurz nach der Transplantation, wird eine Vielzahl von Strategien verfolgt. Die größten Hoffnungen setzt die Forschung auf die Produktion transgener Schweine, also auf die Erzeugung von Schweinen, in deren Erbgut man menschliche Gene einbaut. So haben Biotech-Firmen aus Cambridge und Princeton bereits Schweine mit menschlichen Proteinen entwickelt.

Honig

Bienen sind der Sympathieträger in der Landwirtschaft und das Sinnbild schlechthin für eine ökologisch intakte Umwelt. Ihre Fähigkeit, Blüten zu bestäuben macht sie zu einem unersetzlichen Glied innerhalb der Natur und der landwirtschaftlichen Produktion. Der wirtschaftliche Wert der Bestäubungsarbeit übersteigt den des Honigs um ein Vielfaches.

Für Honig gibt es zwei Quellen. Wie jeder weiß, befliegen die Bienen die Blüten, die mit ihrem Duft und ihrem Nektar die Bienen anlocken, damit sie – quasi als Gegenleistung – die Bestäubung vollziehen. Dass sie gleichzeitig noch den wertvollen Pollen an ihren Füßchen in den Bienenstock tragen, ist besonders für die Bienenlarven von Interesse. Diese werden mit Pollen und dem Futterdrüsensaft der Bienen gefüttert. Von der Qualität des Pollens hängen Zukunft und Gesundheit des Bienenvolkes ab.

Weniger bekannt ist, dass bestimmte Lausarten auf Nadelbäumen, Laubbäumen, aber auch auf Kartoffeln den Siebröhrensaft der Pflanzen aufsaugen. Nachdem sie das für sie interessante Eiweiß aufgespalten haben, scheiden sie den zuckerhaltigen Teil der Lösung wieder aus. Dieser wiederum ist für die Bienen ein besonderer Leckerbissen. Der Saft ist so attraktiv, dass ihn die Bienen anfliegen, obwohl sie dort keinen Pollen finden. Daher sind genmanipulierte Kartoffeln, auf denen Läuse sitzen, ein Problem für Bienen. Bald sollen in den USA gentechnisch veränderte Eukalyptusbäume gepflanzt werden. Eukalyptus ist eine Baumart, die Pollen, Nektar und Honigtau spendet.

Als der Deutsche Bundestag das Gentechnikgesetz beschloss, wurden die Bienen mit keinem Wort erwähnt. Sie wurden vom Gesetzgeber einfach vergessen. Bis heute gilt, dass zwischen einem Genfeld und einem konventionellen Acker ein Abstand von hundertfünfzig Metern zu halten ist und zwischen einem Genfeld und einem Bioacker ein Abstand von dreihundert Metern. Genbauern wurde außerdem empfohlen, Hecken um ihre Felder zu pflanzen – und das brachte die Imker endgültig auf die Barrikaden. Bienen fliegen im Normalfall drei Kilometer, ein Flugradius von fünf Kilometern ist aber durchaus keine Ausnahme, um an attraktive Blütenpflanzen heranzukommen. Im blütenarmen Spätjahr wurde schon beobachtet, dass Bienen sogar bis zu zwanzig Kilometer fliegen, um an den für die Brutpflege so wichtigen Blütenpollen zu gelangen.

Im vergangenen Jahr, 2008 also, wurde im Honig des Imkers Karl-Heinz Bablock aus Augsburg Genpollen im Honig gefunden. Nachdem er zunächst in erster Instanz gewann, entschieden die Richter in zweiter Instanz, dass sein Honig nicht verkehrsfähig sei und er ihn nicht verkaufen dürfe. Da Genmais in Deutschland keine Lebensmittelzulassung, sondern nur eine Futtermittelzulassung habe, Honig aber ein Lebensmittel sei, musste er seinen Honig auf Anordnung des zuständigen Amtsveterinärs als Sondermüll entsorgen. Eine Entschädigung bekam er nicht. Einem Imker könne zugemutet werden, so die Richter, aus einer Gegend, in der GVO-Felder seien, abzuwandern. Die Imker protestierten auf ihre Weise, baten bei den Münchner Imkern um Asyl und karrten Hunderte von Bienenvölkern vor die Bayerische Staatskanzlei. Die CSU kam ins Schwitzen.

Dieses Urteil stößt nicht nur bei den Imkern auf Unverständnis und Empörung. Von den Imkern kann doch kaum verlangt werden, die Bienen einfach an einen anderen Ort zu verfrachten. Wohin auch? Bei einem hypothetischen Gentechnikanteil von 5 % der Ackerfläche der Bundesrepublik wäre überhaupt keine Bienenhaltung mehr möglich. Das ist nur eines der Beispiele, die beweisen, dass ein friedliches Nebeneinander von Gentechnik und traditioneller Landwirtschaft nicht funktionieren kann. Das Abtransportieren der Bienen würde ohnehin dazu führen, dass große Teile des Landes bienenleer würden. Auch die Bestäubung der anderen Nutz- und Wildpflanzen wäre dadurch bedroht. Ganz abgesehen davon, dass Wildbienen, Schmetterlinge und Bienenschwärme sich sowieso nicht an gesetzliche Vorschriften zu halten pflegen.

Es gibt aber noch weitere Probleme. Das in die Pflanzen hineinmanipulierte Nervengift Bt ist in jedem Pflanzenteil enthalten. Dadurch sollen Fraßschädlinge davon abgehalten werden, die Pflanze aufzufressen. Sie vergiften sich schon nach den ersten Bissen. Bt ist jedoch auch im Pollen, und Mais ist in der heutigen Agrarlandschaft der einzige massenhafte Spätblüher. Im August befliegen praktisch alle Bienen den Mais. Die Imker befürchten nun, dass die Bienenlarven, die mit den vergifteten Genpollen gefüttert werden, genauso geschädigt werden wie die eigentlichen Zielorganismen, die Maiszünsler.

Obwohl das Bienensterben im Jahr 2008 epochale Ausmaße angenommen hat, untersucht niemand ernsthaft die mögliche Korrelation zwischen Gentechnik und Bienensterben. Ein Versuch an der Universität Halle, bei dem Bienen mit GVO-Pollen gefüttert wurden, wurde abgebrochen, kurz bevor die Bienenvölker eingegangen waren. Mit in der Bienenhaltung verbotenen Antibiotika wurden sie wieder aufgepäppelt. Der lapidare Kommentar des zuständigen Professors dazu: Mit Antibiotika lassen sich die eventuell auftretenden Schäden wieder korrigieren.

Joghurt

Joghurt ist einer der vielen Versuche des Menschen, Milch gegen die Einflüsse der Natur haltbar zu machen – mithilfe der Natur. Es handelt sich dabei um durch Bakterien eingedickte Milch, und als solche wurde sie zuerst im südeuropäisch-vorderasiatischen Raum gegessen; vielleicht von den Thrakern, die die Ergebnisse ihrer Schafzucht länger genießen wollten. Sie schütteten die Milch ihrer Tiere in einen Sack aus Schafleder, und durch die dort ansässige bakterielle Flora wurde der Prozess angefeuert, der Milch zu Joghurt werden lässt.
Türkischer Ayran und indisches Lassi sind Getränke auf Joghurtbasis, die heute auch im Rest der Welt bekannt sind. Bis zum zwanzigsten Jahrhundert war Joghurt in Europa allerdings ein Produkt von untergeordneter Bedeutung, das man nur in ländlichen Gegenden fand. Dann entwickelte er sich langsam zur Diätkost, der eine stoffwechselfördernde Wirkung nachgesagt wurde. In den Sechzigerjahren, als die Nachkriegsgesellschaften nachhaltig ihren Konsumwillen demonstriert hatten, wurde Joghurt zum Verkaufsschlager. Die Milchindustrie rührte Zucker und Früchte unter die Milchspeise und eröffnete damit ein ganz neues und sehr erfolgreiches Marktsegment.
Heute stellt Joghurt für die Großmolkereien eine wichtige Möglichkeit dar, mit wenig materiellem Einsatz sehr viel Geld zu verdienen. Das ist für sie umso wichtiger, als einige andere Artikel wie Milch oder Butter zu niedrigsten Festpreisen an den Handel ausgeliefert

werden. Entsprechend groß ist der Aufwand, der von der Milchindustrie betrieben wird, um die alten Joghurtzubereitungen weiterzuentwickeln und regelmäßig neue zu präsentieren. In der deutschsprachigen Ausgabe von Wikipedia ist Joghurt »ein gängiges, von Frauen überdurchschnittlich oft verzehrtes Alltagsprodukt«. Dickmilch wiederum unterscheidet sich von Joghurt dadurch, dass dort keine Bakterien zugesetzt werden müssen, die Milch stockt hier ungekühlt von ganz allein.

Wenn wir nach Gentechnik im Joghurt suchen, müssen wir zuerst einmal unterscheiden zwischen Joghurt ohne und Joghurt mit Frucht- oder anderen Zubereitungen wie Schokolade oder Vanille. Wie bei jeder Milch und allen Milchzubereitungen stellt sich die Frage, ob die Tiere, von denen die Milch stammt, mit gentechnisch verändertem Futter ernährt worden sind. Greenpeace geht davon aus, dass in dem Fall die Kontamination der Milche ebenfalls kaum zu verhindern ist. Der Streit zwischen der Umweltorganisation und der Milchfirma Campina, einer der größten Molkereien in Europa, war Gegenstand der Diskussion in zahlreichen Elternforen im Internet.

Campina hatte versucht, den Greenpeace-Vorwurf zu entkräften, die Grundlage ihrer Markenlinie Landliebe sei gentechnisch verseuchte Milch und der Markenname dementsprechend ein billiger Witz. Natürlich könnten auch die Joghurtbakterien gentechnisch verändert sein – dies wäre aber kennzeichnungspflichtig. Da es sich hier um lebende Organismen handelt, scheut die Joghurtindustrie davor zurück; nicht zuletzt wegen der aufwendigen Studien, die dann im Rahmen einer Zulassung erforderlich wären. Seit Oktober 2008 kennzeichnet Campina einige seiner Landliebe-Produkte mit dem Label »ohne Gentechnik«. Man wolle jedoch laut Campina erst die Akzeptanz der Verbraucher testen, bevor die ganze Produktlinie konsequent umgestellt werde. Einer der Vorreiter einer Gentechfrei-Kennzeichnung, die Upländer Bauernmolkerei, kann darüber nur milde lächeln. Obwohl sie einige Cent zusätzlich als Fairnessaufschlag für die Bauern auszahlt und an die Endkunden weitergibt, ist ihr Umsatz gestiegen.

Bei den Joghurtzubereitungen in seinen unendlich vielen geschmacklichen Varianten liegen die Dinge etwas komplizierter. Der Anteil sogenannter Fruchtzubereitungen, die der Milchspeise zu mehr Attraktivität verhelfen sollen, liegt meist zwischen einem Fünftel und einem Zehntel. Das Resultat muss man prinzipiell unter Fertignahrung einordnen, denn erstens ist die Aufreißpackung ja tatsächlich eine fertige kleine Mahlzeit, die man ohne weitere Zugaben zu sich nimmt. Zweitens ist der Inhalt dieser Nahrung oft nicht transparenter als der einer Büchse Eintopf, das beginnt mit der Genauigkeit, in der die Zutatenliste abgefasst ist. Wichtig ist, darauf den Fruchtanteil erkennen zu können, der bei guter Ware um die 10 % liegen sollte. Bei Öko-Ware ist das Standard.

Schwierig wird es, der Wahrheit auf die Spur zu kommen, wenn lediglich der Prozentsatz der Fruchtzubereitung auf der Packung angegeben ist. Denn die Fruchtzubereitung ist nicht identisch mit dem Obstanteil. Es gibt in Europa Packungen im Einzelhandel zu kaufen, auf denen neben dem Joghurt lediglich der Anteil der Fruchtzubereitung und Zucker als weitere Bestandteile angegeben sind. Wenn der Anteil unter 25 % liegt, ist das auch nicht verboten. Bei den meisten jedoch sind anteilig auch die Inhaltsstoffe der Fruchtzubereitung zu lesen. Trotzdem verkneifen sich auch die Firmen, die diese Inhaltsstoffe anzugeben pflegen, dabei eine Enthüllung: Es handelt sich hier um Kombinationen, bei denen der Einsatz gentechnisch manipulierter Inhaltsstoffe nicht eben unwahrscheinlich ist.

Eine gute Chance, dass sie auf gentechnisch veränderte Rohstoffe zurückgehen, besteht zum Beispiel bei den Glukosesirupen, oft aus Mais gewonnen, oder beim Traubenzucker aus der gleichen Quelle. Auch Stärke wird gern aus Mais gewonnen, möglicherweise aber auch aus Weizen oder Kartoffeln. Während die Stärke kennzeichnungspflichtig ist, ist die Frage beim Glukosesirup, der auch aus der Stärke gewonnen wurde, aber einige Verarbeitungsschritte mehr hinter sich hat, nicht endgültig geklärt. Ebenfalls ungeklärt ist, ob die sogenannten modifizierten Stärken, die stabilisierende Eigenschaften haben und ebenfalls aus Mais, Weizen oder Kartoffeln hergestellt werden, einer Kennzeichnungspflicht unterliegen, wenn sie aus gentechnisch verändertem Material stammen. Das Verdickungsmittel Xanthan, ebenfalls aus dem Ursprungsstoff Mais, muss nicht gekennzeichnet werden.

Ein heikles Feld sind die Aromen, häufig auch nur so aufgeführt. Hier können die Molkereien am meisten Geld sparen. Die Aromen werden eingesetzt, um einem Produkt seinen unverwechselbaren Geschmack zu geben. Der muss nicht unbedingt aus einer natürlichen Quelle stammen, das Beispiel von »natürlichem« Erdbeeraroma auf der Basis von Sägespänen ist ja hinlänglich bekannt. Als Aromen gelten eine Vielzahl von Riech- oder Geschmacksstoffen, die häufig mithilfe von Mikroorganismen (Hefen, Bakterien, Pilzen) oder Enzymen produziert werden. Dabei liegt der Einsatz von Gentechnik nahe. Eine Kennzeichnungspflicht für gentechnisch hergestellte Aromen besteht nicht. Natürliches und naturidentisches Erdbeeraroma ist schon ab einer Einsatzkonzentration von 1:1000 wirksam. Das heißt, dass ein Lebensmittel von einem Kilo Gewicht bei einer Dreingabe von einem Gramm Aroma nach Erdbeere schmecken soll.

Im Schokojoghurt findet man Sojalecithin als Emulgator, denn er wird meist nicht mit Kakaopulver, sondern gleich mit Schokolade gefertigt. Die Aminosäure Phenylalanin ist ein Baustein des beliebten Industriesüßstoffs Aspartam. In den USA wird Aspartam beinah ausschließlich mit Phenylalanin verkauft, das auf der Basis gentechnisch veränderter Mikroorganismen entsteht. Der Stoff für die europäische Produktion soll jedoch konventionell erzeugt werden. Phenylalanin muss gesondert auf der Zutatenliste aufgeführt werden und wird häufig bei Diätjoghurts gelistet.

Am 6. Juli 2002 meldete die *Frankfurter Allgemeine Zeitung*, dass die Verbraucher vielleicht bald schon ihre kritische Haltung zu gentechnisch veränderten Lebensmitteln aufgeben würden. Denn in Schweden sei ein Joghurt erfunden worden, dessen täglich einmaliger Genuss einen Schutz gegen Karies biete. Es sei Wissenschaftlern gelungen, Milchsäurebakterien so zu manipulieren, dass sie Karieserreger mit sich rissen und in den Verdauungstrakt überführten, wo sie ganz harmlos seien und dann sowieso bald ausgeschieden würden. Die Meldung ging damals um die Welt, heute ist davon allerdings nichts mehr zu finden. Entweder war die Geschichte eine Ente, oder es traute sich niemand, die anstehenden Versuche tatsächlich an Menschen auszuprobieren.

Kartoffel

Die Kartoffelknolle ist eine Wurzelfrucht, die in allen Erdteilen angebaut wird. Während die Produktion in einigen industrialisierten Ländern in den letzten Jahren zurückgegangen ist, steigt der Ertrag in manchen Staaten Asiens und Afrikas. Heute ist Russland vor der Ukraine Europas größter Erzeuger und Exporteur, vor Deutschland und Polen. Weltweit führt China mit fast einem Drittel der Welternte die Produktion an, vor Russland und Indien. Nur ein Viertel der in Deutschland geernteten Kartoffeln kommt als Sättigungsbeilage gekocht oder frittiert auf den Teller. Ein größerer Anteil landet als Futtermittel in den Mägen der Masttiere, und auch die Industrie findet vielfältige Verwendung für die Knolle. Sie produziert aus ihr Stärke, vor allem für technische Anwendungen.

Ursprünglich ist die Kartoffel eine südamerikanische Frucht, die von den Anden bis ins Flachland des heutigen Argentinien angebaut wurde. Die Kartoffelsamenbank in der peruanischen Hauptstadt Lima bewahrt 3.800 verschiedene kultivierte und hundert wilde Sorten, Peru gilt auch als eigentliche Heimat der Pflanze. Im sechzehnten Jahrhundert scheint sie den Weg über den Atlantik angetreten zu haben, ob von Francis Drake oder Walter Raleigh in Europa eingeführt, gilt als umstritten. Sicher ist, dass sie zuerst ihrer schönen Blüten wegen auf dem alten Kontinent beliebt war, mit den Wurzeln konnten die Menschen zunächst noch nicht viel anfangen. In den darauf folgenden

Jahrhunderten erlangt die Kartoffel eine überragende Bedeutung. Um die Wende vom neunzehnten zum zwanzigsten Jahrhundert hat Deutschland einen Tages-Pro-Kopf-Verbrauch von einem knappen Kilo, was bedeutet, dass die Kartoffel das einzige dauerhaft verfügbare, weil bezahlbare Nahrungsmittel für die großen armen Bevölkerungsschichten ist.

Auch in anderen Ländern Europas erlangt die Kartoffel diese Alleinstellung als Hauptnahrungsmittel. Die größte nationale Katastrophe Irlands ging unter dem Namen »The Great Famine« in die Geschichte ein, der große Hunger. Als dort nämlich 1845 die Kartoffelpest, auch Kartoffelfäule genannt, ausbrach, verhungerten bis zu eine Million Menschen. In der Folge des großen Hungers emigrierten bis zu dreimal so viele, zumeist in Richtung USA. Die Menschen in Irland starben natürlich nicht an der Kartoffelpest, daran waren die Kartoffeln selbst erkrankt. Die Menschen starben am Hunger, der durch die Folgen der neuen Monokultur eines Neophyten namens *Solanum Tuberosum* ausgelöst wurde, besser bekannt als Kartoffel.

In Europa hat die Kartoffel als Sattmacher in den letzten Jahrzehnten an Bedeutung eingebüßt, weil sich Esstraditionen verändert haben und weil alternative Angebote zahlreicher geworden sind. In Asien dagegen ist sie aufgrund ihrer kurzen Vegetationszeit immer beliebter geworden. Wenn Reis oder Weizen gerade nicht wachsen, reift die Kartoffel in knapp drei Monaten zu Erntegröße heran.

Pommes Frites, Chips oder Kroketten bringen es auf beinah die Hälfte der Gesamtmenge aller verzehrten Erdäpfel und machen der altmodischen Salzkartoffel Konkurrenz. Überhaupt landet ein Großteil der Kartoffeln, die verzehrt werden, als fertige oder halbfertige Produkte in der Gastronomie. Fast 50 % der in Deutschland angebauten Erdfrüchte jedoch wird mittlerweile zu Stärke verarbeitet, wovon nur ein kleinerer Teil von der Lebensmittelindustrie verrührt wird, etwa für Glasur oder Soßenbindemittel, oder in Zahncremes und Waschmitteln landet. Der überwiegende Teil geht in die Papierindustrie, auch das Papier dieses Buches besteht unter anderem aus Kartoffelstärke. Die Gentechindustrie hat, gemäß den multiplen Einsatzmöglichkeiten für die Knolle, viele Ansatzpunkte für ihre Arbeit.

Betrachten wir als Beispiel Pommes Frites: Die verarbeitenden Firmen erwarten von den Bauern Kartoffeln, die alle von gleicher Größe und Form sind. Und genauso wichtig ist eine gute Schälbarkeit für die maschinelle Verarbeitung. Die Schale darf nicht zu dick sein, und vor allem dürfen die Augen nicht zu tief liegen.

Der vielseitige *Bacillus thuringiensis,* benannt nach dem Landstrich Thüringen, wurde 1910 in einer Mehlmottenraupe gefunden. Er setzt manchem Nutzpflanzenschädling zu, so auch dem schwarzgelb gestreiften Kartoffelkäfer, der noch in den Sechzigerjahren von Schulklassen in groß angelegten Aktionen von den Äckern gesammelt wurde. Der Käfer hatte vor Jahrhunderten sein Wirkungsgebiet ausschließlich in den Grenzen des heutigen US-Bundesstaates Colorado.

Als die Kartoffel dieses Gebiet erreichte, hatte sie schon zweimal den Atlantik überquert, nämlich mit den Entdeckern von Südamerika nach Europa, und von dort mit den Siedlern nach Nordamerika. Der Käfer, bislang lediglich auf einem anderen Nachtschattengewächs aktiv, der Büffelklette, fand in der Kartoffelpflanze reichlich Nahrung und wurde im neunzehnten Jahrhundert auf dem Schiffsweg nach Europa eingeschleppt. 1877 wurde er in den Häfen von Liverpool und Rotterdam gesichtet.

Wie beim Mais und seinem Schädling, dem Maiszünsler, haben Forscher auch die Kartoffel mit dem *Bacillus thuringiensis* geimpft. Die Bt-Kartoffel ist in der EU nicht zugelassen. Bei einem geheimen Experiment in Georgien allerdings, das zwischen der dortigen Regierung und Monsanto ausgehandelt worden war und 1996 gestartet wurde, ging die Versuchspflanze an Pilzbefall ein. Dies geschah nach Auskunft von dortigen Umweltgruppen, weil die Kartoffel zwar gegen den Käfer gerüstet, nicht aber für den lokalen Boden geeignet gewesen sei. Weder die georgische Regierung noch Monsanto hätten die Auswirkungen des transgenen Materials untersucht.

Die größte Gefahr für die Kartoffelernten geht nach wie vor von der Kartoffelfäule aus. Der Pilz *Phytophtora infestans* sorgt weltweit für Ernteeinbußen von etwa 20 %. Ist es warm und feucht, befällt der Pilz sowohl die Wurzel, also die Kartoffel selbst, als auch das Kraut. Bisher konnte die Gentechnik das Versprechen, das Problem mit ihren

Mitteln zu lösen, nicht halten. 2007 ging die deutsche Firma BASF mit dem Versprechen in die Offensive, die Aufgabe bis 2011 in den Griff zu bekommen. Die Umweltorganisation Bund für Umwelt- und Naturschutz Deutschland (BUND) kritiert die Arbeit von BASF allerdings als wissenschaftlich unzureichend und darüber hinaus gefährlich, da »die in aller Regel sehr anpassungsfähigen Krankheitserreger einzelne Resistenzgene relativ rasch überwinden können und damit die Resistenzen oft nur von kurzer Dauer sind. Ähnliches ist wohl auch im Falle der gentechnisch veränderten Kartoffeln zu erwarten, die eine Resistenz gegen *Phytophthora* ausbilden sollen. Es ist nicht gerechtfertigt, angesichts einer Resistenz von nur kurzer Lebensdauer die Risiken der gentechnischen Veränderung in Kauf zu nehmen.«

Die Universität der norddeutschen Stadt Rostock plant einen Freisetzungsversuch mit Kartoffeln, denen Erbmaterial des Cholera-Erregers eingepflanzt worden ist. Als Ziel geben sie an, eine Krankheit bekämpfen zu wollen, die nur bei Kaninchen auftritt. Von 2009 bis 2012 sollen Freisetzungen im Bundesland Mecklenburg-Vorpommern erfolgen, der Widerstand dagegen wächst jedoch kontinuierlich.

Andere Experimente beziehen sich auf die Trennung der beiden in der Kartoffel enthaltenen Stärkearten. Die Papierindustrie braucht nur eine der beiden Stärken und könnte Kosten reduzieren, wenn der Prozess der Herauslösung nicht mehr notwendig wäre.

Ein Forscher des Max-Planck-Instituts für molekulare Pflanzen-Physiologie in Golm bei Potsdam sieht noch jede Menge weiterer Aufgaben für sich und seine Kollegen: »Wir haben (…) eine Kartoffel entwickelt, die nicht mehr diese hässlichen schwarzen Stellen bekommt, wenn sie im Winter gelagert wird. Die haben wir schon mal bei einem Filmbeitrag als Pommes Frites zubereitet und gegessen. Aber wir arbeiten auch an einer ganz neuartigen Kartoffel, die gar keine Stärke mehr herstellt, sondern stattdessen Fruktane produziert. Solche Fruktane kommen normalerweise in Chicoree oder Artischocken vor und werden probiotischen Joghurts zugesetzt, weil sie die Darmflora verbessern und damit das Risiko für Darmkrebs verringern. Wir haben nun das zentrale Gen für die Stärkeproduktion ausgeschaltet und damit eine Art Diätkartoffel erzeugt, die wenig Kalorien hat und außerdem gut für die Darmflora ist. Dieses Projekt untersuchen wir noch, es gibt noch kein fertiges Produkt.« Der Gedanke, dass eine Cholera-Kartoffel im Freiland angebaut werden könnte, mag manchen an die Geschichte des Zauberlehrlings erinnern. Derzeit ist ein Freisetzungsversuch für zwei genveränderte Kartoffeln erst mal gestoppt. Die EU prüft erneut die Zulassungsvoraussetzungen für die Freisetzung von GVOs.

Mais

Die weltweite Verbreitung des Maiskorns ist ein frühes Beispiel für Globalisierung. Der Kaufmann Christoph Kolumbus brachte den Kolben 1493 von seiner ersten großen Reise Richtung Westen mit und sorgte so zuerst für die Verbreitung in Europa. Später führten türkische Händler den Mais in Asien ein und europäische Kolonisatoren in Afrika. Wie weitreichend der Siegeszug der Pflanze gewesen ist, mag man daran erkennen, dass selbst in einem westafrikanischen Binnenland wie Burkina Faso der Mais die Ernährungsquelle Nummer eins ist. Der farblose Maispudding To, ein entfernter, blasser Verwandter der Polenta hat dort der heimischen Hirse schon lange den Rang abgelaufen und nimmt den Rang ein, den in Deutschland einst Kartoffelgerichte genossen.

Das Getreide mit den großen Körnern hat seine Herkunft in Mittelamerika und im nördlichen Südamerika. Bis zu fünfzigtausend verschiedene Sorten Mais sollen weltweit bekannt sein, ein Großteil davon in Mexiko, wo die Körner nicht nur in gelb und weiß auf der Spindel hängen, sondern auch in lila oder schwarz, gestreift oder gesprenkelt. Dort soll der Mais schon vor neuntausend Jahren geerntet worden sein, seit circa fünftausend Jahren wird er domestiziert. Das Korn ist anpassungsfähig: Im Ursprung stammt es aus Hitze und meist relativer Trockenheit, aber es hat auch gelernt, mit Kälte, mit viel Regen oder – siehe Burkina Faso – mit den Verhältnissen im Sahel auszukommen. Mexiko ist nur der viertgrößte Produzent weltweit, und der größte Teil der Ernte wird dort von der eigenen Bevölkerung verzehrt. Fast

40 % der Weltmaisproduktion kommt aus den USA, dahinter rangieren China und Brasilien. Prinzipiell gilt, dass Mais in ärmeren Ländern für den Menschen geerntet wird, während er in Nordamerika sowie Europa eher als Tierfutter eingesetzt und mehr und mehr auch für Biosprit genutzt wird.

Die Industrieprodukte aus dem Getreide kennt jedes Kind. Corn Flakes und Popcorn verweisen auf die Bezeichnung *corn*, wie Mais in Nordamerika heißt. In der Nahrungsindustrie ist Maisstärke ein beliebtes Bindemittel, und der aus Mais hergestellte Glukosesirup ist in vielen Softdrinks enthalten. Die Coca-Cola Company lässt ihren regionalen Abfüllern eine einzige Variable bei der Umsetzung des der Öffentlichkeit unbekannten Rezepts für die Braunbrause: die Wahl des Süßungsmittels. So wird das Erfrischungsgetränk in den USA mit Maissüße verarbeitet, während in Europa zumeist Zucker aus Rüben benutzt wird.

Mais ist für die auf Gentechnik konzentrierte Chemieindustrie von überragender Bedeutung, allein wegen der immensen Anbauflächen, die es auf allen Kontinenten gibt. Der Anteil der Flächen, die mit gentechnisch manipuliertem Saatgut bearbeitet werden, ist nicht genau zu ermitteln. Laut Agrifood Awareness Australia, einer industrienahen Vereinigung, sollen es im Jahr 2003 weltweit etwa 11 % gewesen sein. Bei so einer Schätzung werden die gigantischen Monokulturen im Mittelwesten der USA, die Versuchsgelände im deutschen Osten und jeder Quadratmeter Eigenanbau einer sambischen Farmersfamilie zusammengezählt. Die deutsche Datenbank transgen.de kam bei ihrer Zählung 2008 auf 80 % aller Flächen in den USA – das wäre mehr als ein Viertel der Weltanbaufläche.

In Deutschland wuchs der Anteil an GVO-Saatgut bis zum Anbauverbot im April 2009 kontinuierlich, war aber immer noch verschwindend gering. Greenpeace hat darauf hingewiesen, dass im Jahr 2006 auf tausend Hektar gentechnisch verändertes Saatgut ausgebracht worden ist, obwohl zweitausend Hektar dafür bereitgestanden hätten. 2008 ist er für 4.500 Hektar genehmigt, wird aber nur auf 3.200 Hektar angebaut, vornehmlich in den östlichen Bundesländern. Offensichtlich nehmen die hiesigen Erzeuger sehr wohl wahr, dass die Stimmung unter den Konsumenten nicht pro Gentech ist. Außerdem haben sie oft mit dem Widerstand ihrer Kollegen zu rechnen, die nebenan andere Pflanzen anbauen oder Honig erzeugen.

Mais ist ein Festmahl für hungrige Insekten. Besonders ein eher farbloser Schmetterling hat sich darauf spezialisiert, an, in und mit der Pflanze zu leben. Der Maiszünsler beherrscht dabei einen gemeinen Trick. Die Raupe frisst sich in den Stängel und ist dort sowohl vor natürlichen Feinden geschützt als auch vor Giften, mit denen ihm der Landwirt nach dem Leben trachtet. Dagegen hat die Gentechnik ein Mittel erfunden. Sie hat den Mais so verändert, dass in jeder Zelle der Pflanze ein Gift gegen das gefräßige Tier enthalten ist. Das hat eine positive und mehrere negative Folgen. Gut ist, dass der Maiszünsler an dem Gift krepiert. Schlecht ist hingegen, dass die giftige Ernährung schnell neue und gegen das Gift resistente Varianten des Schmetterlings hervorbringt. Darüber hinaus ist nicht erforscht, ob sich das Gift im Mais tatsächlich nur gegen das Insekt richtet oder ob es auch dem Menschen schadet; für dessen Verzehr ist das Korn schließlich angebaut worden. Die umherfliegenden Pollen der Maispflanze führen außerdem dazu, dass auch angrenzende Felder mit konventionellem Mais von der Entwicklung betroffen sind.

Der Mais ist das trojanische Pferd unter den Nutzpflanzen. So jedenfalls wird das Korn von der Gentech-Industrie eingesetzt. Das Kalkül: Je mehr von ihrer Ware auf den Äckern der Welt steht, desto unumkehrbarer die Situation.

Prinzipiell braucht der Maisbauer Mexikos keine Hilfe von einem US-Chemiekonzern, um seine Ernte zu sichern. Das Wissen um eine sichere Ernte ist tradiert, auf dem Boden werden nicht nur Mais, sondern auch andere Pflanzen angebaut, und im Fruchtwechsel liegt der wesentliche Grund für Ernährungssicherheit. Auf schlechte Jahre folgen gute. Auch die Farmen in Äthiopien haben gelernt, mit den Ressourcen ihres Bodens umzugehen und wissen besser als jeder Wissenschaftler aus dem

Norden, wie sie ihre Familien am Leben halten. Trotzdem setzen Saat-gutkonzerne wie Monsanto und Pioneer alles daran, die Äcker dieser Länder zu erobern. Ursprünglich war die Arbeit an Herbizid-, Insek-ten- und Krankheitsresistenz der Maispflanze ein Projekt zur Errettung der US-Landwirtschaft. Die war nämlich ohne den heftigen Einsatz radikaler Mittel nicht mehr aufrechtzuerhalten – die extremen Mono-kulturen der US-amerikanischen Landwirtschaft hatten dem Boden und der Umwelt extreme Schäden beschert. Einmal im Besitz der GVO-Werkzeuge war es allerdings für die Firmen nicht einzusehen, wieso deren Einsatz auf den Zweck beschränkt werden sollte, für den sie ent-wickelt worden waren; schließlich lässt sich damit noch weitaus mehr Geld verdienen.

Das Bild vom trojanischen Pferd lässt sich noch etwas besser verdeut-lichen am Beispiel einer im Prinzip unbedeutenden Süßigkeit, dem »Butterfinger«. Der Riegel, bestehend aus Erdnüssen, Zucker, Schoko-lade und Cornflakes aus genmanipuliertem Mais, wurde im Herbst 1998 vom Schweizer Nahrungsmittelmulti Nestlé in Deutschland auf den Markt gebracht und auch als gentechnisch manipuliert gekenn-zeichnet. Ein schwieriges Terrain für die Ware, denn der deutsche Markt gilt nicht eben als aufgeschlossen für GVO-Food. Aber für den Konzern und alle anderen, die ähnliche Interessen haben, war es ein Versuchsballon. Das Ergebnis ist bekannt. Das Umweltinstitut Mün-chen organisierte – unterstützt von Greenpeace – eine simple Postkar-tenaktion, begleitet von Demonstrationen. Nach einigen Monaten war der Einzelhandel so verunsichert, dass er Nestlé die Ware zurück-schickte, weil sie als unverkäuflich galt. Im Januar 1999 war der Spuk schon wieder vorbei.

Die Penetrierung der Welt mit genmanipuliertem Maissaatgut war dennoch alles andere als ein Fehlschlag für die Biotech-Industrie. Auch in der EU ist GVO-Mais schon relativ weit verbreitet. Vor allem in Spa-nien sind schon beinah achtzigtausend Hektar davon betroffen, und laut Greenpeace werden umliegende Felder massiv kontaminiert. John Vidal, der Umweltredakteur des Londoner *Guardian*, berichtete 2004 von Krankheiten, die im philippinischen Mindanao ausgebro-chen waren. Heimische Wissenschaftler hatten den Ausbruch von Fieber sowie Erkrankungen der Atemwege und der Haut mit dem Pollen von Mais in Verbindung gebracht, dessen Gene Pestizide beinhalteten. Monsanto widersprach sofort. Aber als die Erkrankten die Gegend verließen, in der der GVO-Mais angebaut wurde, erholten sie sich bald wieder. Die Unschädlichkeit der Pestizide ist bis jetzt nicht nachgewiesen. Während die deutsche Landwirtschaftsministerin Ilse Aigner im April 2009 den Monsanto Genmais MON 810 wegen unkalkulierbarer Risiken verboten hat, ist in Mexiko das Moratorium gegen den Anbau von Genmais gefallen. Ab sofort kann Mexiko also kontaminiert werden.

Milch & Käse

Milch ist die Nahrung für den Nachwuchs aller Säugetiere, und als Handelsware bezeichnet »Milch« immer Kuhmilch. Jede andere Milch, etwa von Ziegen oder Schafen, muss extra ausgewiesen sein, und das gilt auch für die Produkte aus Ziegen-, Schafs- oder Büffelmilch. Ausnahmen gibt es für renommierte Spezialitäten wie den Roquefort, bei dem das Wissen vorausgesetzt wird, dass es sich hier um einen Käse aus Schafsmilch handelt. Auf der Inhaltsliste muss sie natürlich trotzdem aufgeführt werden. Weltweit ist die Milch der Kuh führend in der Beliebtheit beim Menschen. Verzehrt werden aber ebenso die Milch von Kamel, Yak, Esel, Pferd, Rentier oder Schwein, je nachdem, welche dieser Tiere im kulturell tradierten gesellschaftlichen Rahmen zur Nutzung freigegeben sind.

Dabei ist Milch als Nahrungsmittel gar nicht selbstverständlich: Der in der Milch enthaltene Milchzucker ist für viele Erwachsene unverdaulich und führt zu schweren Blähungen. Das für die Milchverdauung notwenige Enzym Lactase ist zwar bei Kindern vorhanden, verliert sich aber im Erwachsenenalter. Nur wer regelmäßig Milchprodukte zu sich nimmt, bleibt »trainiert« gegen Blähungen. Ein Großteil der Milch wird Kindern als Nahrung gereicht aufgrund ihres Reichtums an Eiweißen, Vitaminen, Kohlenhydraten und Spurenelementen. Der weltweit konstant steigende Konsum von Kuhmilch allerdings hat seinen Grund darin, dass es in Käse, Joghurt, Butter und Quark sowie weiteren Verarbeitungen ein schier unerschöpfliches Potenzial für den Verkauf gibt. Und immer, wenn man denkt, dass jetzt sicher kein neues Milchprodukt mehr auf den Markt kommen kann, weil schon alles erfunden wurde, dann präsentiert die Milchindustrie garantiert etwas Neues, wie zum Beispiel Joghurt mit Verdauungsbakterien, wobei überhaupt nicht klar ist, ob der gesund oder ungesund ist. In jedem Fall ist er nützlich, um im Supermarkt mit kleinen, teuren Packungen viele neue Regalmeter zu besetzen.

Käse ist ein sehr altes Nahrungsmittel. Vermutlich entdeckten schon vor hunderttausend Jahren Nomaden, als sie einem geschlachteten Wiederkäuer den Bauch aufschnitten, in dessen Magen eine gestockte Milchmasse. Stets hungrig und neugierig, wie Menschen so sind, kosteten sie das Zeug und müssen es interessant gefunden haben. Es dauerte aber noch circa neunzigtausend Jahre, bis die systematische Viehhaltung gezielt weiterverarbeitbare Überschüsse an Milch erbrachte, zuerst wahrscheinlich von Schafen und Ziegen, später auch von Kühen. Die früheste Herstellung von Käse dürfte in tönernen Gefäßen oder Tierblasen stattgefunden haben; die Sonne oder andere Hitze sorgte dafür, dass die Milch sauer wurde und gerann. Etwas später begannen die Menschen mit dem Lab gerade säugender junger Wiederkäuer zu experimentieren. Lab ist eine Enzymmischung aus dem Magen der Tiere und bringt den Käse zur Gerinnung, ohne ihn sauer werden zu lassen.

Am Anfang des zweiten Jahrtausends unserer Zeitrechnung hatten sich schon Käsesorten entwickelt, die wir heute noch als Bezeichnungen von Appellationen kennen, so der Schweizer Gruyère, der Gouda oder der Emmentaler. Gegen Ende des neunzehnten Jahrhunderts wurden verschiedene Verfahren entwickelt, die dem Käse eine industrielle Karriere bescheren sollten. Dazu gehören Techniken wie die Vergrößerung der Produktionseinheiten, aber auch das Abtöten der

Keime in der Milch. Statt tierischem Lab, das aus den Mägen junger Kälber hergestellt wird, kam gegen Ende des zwanzigsten Jahrhunderts immer häufiger Lab aus pflanzlichen Stoffen zum Einsatz oder solches auf mikrobakterieller Basis. Zum einen reicht das Lab aus Kälbermägen bei Weitem nicht aus für die Weltproduktion an Käse, zum anderen geht Käse mit Kälberlab nicht als vegetarisch durch, und als koscher gilt er auch nicht. Chymosin heißt das Labferment, das ursprünglich aus dem Kälbermagen gewonnen wurde. Zuerst wurde es isoliert, später dann gentechnisch hergestellt. Die Zulassung ist in allen großen Käse produzierenden Ländern längst erteilt, und man kann davon ausgehen, dass Chymosin auf Gentechbasis in vielen industriell gefertigten Käsen steckt. Eine Deklarationspflicht dafür besteht nicht.

Milch, die Grundlage für Käse, Joghurt, Butter und viele andere Produkte, ist ein Massenprodukt, das kaum noch ohne die Hilfe der Gentech-Industrie entsteht. Das liegt daran, dass moderne Hochleistungskühe mehr Milch geben, als dem Eiweißgehalt entspricht, den sie mit ihrem herkömmlichen Futter wie Heu und Gras aufnehmen können. Um zu mehr Energie zu kommen, brauchen sie natürlich kein gentechnisch verändertes Futter, herkömmlich gewachsene Mahlzeiten aus Soja oder Mais, die durchaus zu haben sind, tun es auch.

Aber der Weltmarkt wird mittlerweile durchsetzt von den Produkten der GVO-Industrie. Die Hochleistungskuh ist viel früher am Ende als ihre Urahnin. Sie hält nur ein paar Jahre durch, dann wird sie aufgegessen. Obwohl erst ein Teil der Weltproduktion von Soja und Mais für Kühe genmanipuliert ist, findet man doch in sehr vielen Handelschargen kleinere oder größere Anteile von genmanipuliertem Erntegut. Das gleiche gilt für andere Futterpflanzen wie Baumwolle und Raps, deren Samen im Futter der Kühe landen. Großhändler und Landwirtschaftsgenossenschaften orientieren sich in der Regel an nichts als dem Preis, wenn sie das Futter für ihre Tiere bestellen, also kaufen sie die Ware der größten Produzenten. Und die haben bisher gentechnikfreie Ernten nicht getrennt von der Produktion, die auf genmanipulierten Feldern gewachsen ist. Eine getrennte Erfassung, Lagerung und Transport verlangt mehr Sorgfalt und bessere Reinigung, wodurch am Ende höhere Kosten entstehen. Aus handelspolitischen Motiven werden diese dann der gentechnikfreien Produktion zugerechnet – auf diese Weise ist gentechnikfreie Ware teurer als Gentechnikware, das heißt unattraktiv auf dem Weltmarkt und wenig nachgefragt. Dabei hat die Preisbildung überhaupt nichts mit der Effizienz der vielgerühmten »Zukunftstechnologie« zu tun.

Ein ganz anderer Streit entbrannte zwischen Greenpeace, Wissenschaftlern und dem Bundesministerium für Bildung und Forschung, das sich schließlich auf die Seite der Wissenschaftler schlug. Greenpeace bezog sich 2004 auf eine Studie aus dem Milchforschungszentrum im bayerischen Weihenstephan und ließ die Öffentlichkeit wissen, dass gentechnisch veränderte Bestandteile aus Futtermitteln über die Milch in Nahrungsmittel geraten können. Die Wissenschaftler allerdings widersprachen: Nicht über die Milch, sondern über Futtermittelstaub, der in die frisch gemolkene Milch geweht worden wäre, seien die manipulierten Elemente in die Nahrung geraten. Ein lustiger Widerspruch, der keiner ist. Eine solche Verschmutzung, so die Wissenschaftler abschließend, sei auch bei hygienisch einwandfreien Bedingungen, »fast unvermeidlich«! Ein Streit dieser Art müsste gar nicht erst entstehen, wenn die Kennzeichnungspflicht von Lebensmitteln vorsähe, auch die Fütterung von Tieren, die mit GVO-Getreiden versorgt werden, entsprechend auf den Packungen von Milch- wie auch Fleischprodukten zu vermerken. Allein an Milchkühe in Deutschland werden jährlich etwa eine Million Tonnen genmanipuliertes Soja verfüttert.

Wachstumshormone sind ein weiteres Thema. Im Jahr 1993 brachte der Konzern Monsanto ein Produkt auf den Markt, das die Milchproduktion bei Kühen steigern sollte. Das Hormon heißt rBST, das Produkt Posilac. Es ermöglicht der Kuh, bis zu 20 % mehr Milch zu geben als die Artgenossin, die von dem Präparat verschont wird. Das Absaugen dieses Übermaßes an Milch steigert die Gefahr von Euterentzündungen und bedeutet für die Kühe eine verstärkte Qual. Die Milch enthält eine ganz andere Zusammensetzung von Fetten und Vitaminen, was schließlich auch für das Fleisch gilt, das das Tier später als Schlachtvieh ergibt. Auch Milchkühe landen später auf dem Teller.

Die Milch ist der offensichtlichste Beleg dafür, dass die industrielle Landwirtschaft in einer Sackgasse steckt. Es gibt mehr Milch auf dem Markt, als verkauft wird, aber ein Unternehmen wie Monsanto verdient sehr viel Geld damit, ein Hormonpräparat herzustellen, das Kühe noch leistungsfähiger und damit krankheitsanfälliger macht. Und auch wenn die EU den Einsatz von rBST nie erlaubt hat, so ist die billige Milch auch hier ein Problem. Supermarktpreise von knapp unter fünfzig Cent pro Liter bedeuten, dass die Milch als Lockangebot zu ihrem Einkaufspreis weitergegeben wird. Darum suchen die Bauern nach Wegen, so viel Milch wie eben möglich zu produzieren, die sie zu Festpreisen verkaufen können. Laut einer Studie des Long Island Jewish Medical Center ist Milch von Kühen, die hormonbehandelt sind, dafür verantwortlich, dass es in den USA zu einer Häufung von Mehrlingsgeburten gekommen ist. Ein Vergleich mit Frauen, die vegetarisch oder vegan leben, zeigte eine fünffach erhöhte Zahl von Zwillingsgeburten. Ursache ist der Wachstumsfaktor IGF-1, ein Bestandteil der Milch, der durch die Gabe von rBST drastisch erhöht wird. Er begünstigt die Reifung von Eizellen im Eierstock.

Monsanto wurde schließlich in die Knie gezwungen. Nachdem sich mehr und mehr Milchfirmen darauf geeinigt hatten, ihre Milch als hormonfrei zu labeln und dabei auch Rückhalt durch die Kaffeehauskette Starbucks erhielten, versicherte sich das Unternehmen zunächst einiger Regierungsunterstützung, um ein Verbot der Kennzeichnung zu erwirken. Ihre Begründung: Die Information verunsichere und desinformiere die Kundschaft. Trotz Zuspruchs aus der Politik konnte Monsanto jedoch kein Verbot des Labelings erwirken und verkaufte seine Produktionssparte Posilac im Herbst 2008 an einen kleineren Konkurrenten.

Ölpalme

Es ist die Boompflanze schlechthin. Das Öl aus der großen Palme mit den kleinen orangefarbenen Beeren ist in vielen Ländern das Bratfett Nummer eins. Wer etwa in Westafrika ein Fleisch- oder Fischgericht auf dem Teller hat, dessen Soße zum Reis oder zu einer Maisspeise hellrote Farbe hat, kann darauf wetten, dass neben Tomaten auf jeden Fall Palmöl im Spiel gewesen ist. Die Färbung des Öls liegt an seinem hohen Anteil an Carotin. Sein Geschmack ist alles andere als neutral, es hat deutlich süßliche Töne und auch einen leichten Hang zum Seifigen. Palmöl ist ideal für den Gebrauch in Weltgegenden mit hohen Durchschnittstemperaturen, weil es Soßen bindet, wo Mehl nicht üblich und Milchprodukte nicht bekannt oder einfach unpraktisch sind. Aber auch bei uns wird in jeder zweiten Frittenbude mit Palmöl oder zumindest mit einer Mischung, die auch Palmöl enthält, gearbeitet.

Palmöl wird in allen Ländern Südasiens und des subsaharischen Afrika gewonnen. Indonesien und Malaysia beherrschen den Weltmarkt mit einer statistisch erfassten Produktionsmenge von zusammen mehr als 85 %. In Kolumbien und Brasilien werden mehr und mehr Anbauflächen für Palmöl eingerichtet. Genaue Zahlen sind schwer zu bekommen. Das hat vor allem damit zu tun, dass in vielen afrikanischen Communities die Palmölproduktion auch nur für die Community bestimmt ist und das Öl bestenfalls auf dem Markt der nächsten Kleinstadt verkauft wird. Beide asiatischen Produzenten beliefern wiederum alle afrikanischen Märkte und auch China, dessen Lebensmittelproduktion mehr und mehr Palmöl verbraucht.

Palmöl wird im Lebensmittelbereich überwiegend für die Produktion von Margarine eingesetzt. Dafür wird es durch Raffination entfärbt und in der EU nur als »Pflanzliches Öl« ausgewiesen. Aber auch in der Herstellung von Kosmetika wird das Fett gern genutzt. Wer einen Lippenstift benutzt, hat gute Chancen, dass verarbeitetes Palmöl in die empfindlichen Hautpartien einzieht. Der eigentliche Boom von Palmöl aber hat andere Gründe als die Lebensmittel- und die Kosmetikindustrie.

Der Rohstoff wird immer häufiger verbrannt, um Energie für die nördliche Hemisphäre zu gewinnen. Palmöl lässt sich zum Beispiel herkömmlichem Diesel einfach beimischen, weil es eine ähnliche Kohlenwasserstruktur hat.

Die steigende Palmölnachfrage im Konsumsektor und als Energieträger hat Auswirkungen verschiedenster Art. Mehr und mehr Produktion braucht mehr und mehr Anbauflächen, da will sich die Gentech-Forschung nicht hinten anstellen. Die Produktion von Palmöl ist in den letzten Jahren in jene Größenordnung vorgedrungen, in denen es sich für Produzenten wie Wissenschaftler lohnt, Grenzen zu überschreiten. In Indonesien und Malaysia sind nach Angaben der FAO seit 1990, aber verstärkt in den letzten Jahren, beinahe zwei Millionen Hektar Urwald gerodet worden, um Platz zu machen für die Palmölgewinnung. Gerade im südostasiatischen Raum läuft die Forschung zum Zweck, daraus Kapital zu schlagen, auf Hochtouren.

Man kennt die Formulierungen mittlerweile: »Das Land könnte davon profitieren und die Ansprüche sowohl im Lebensmittel- wie im Energiesektor umsetzen«, sagt Somvong Tragoonrung von der thailändischen Firma Biotec. Sie reklamiert für sich, schon 90 % des genetischen Codes der Spirulina-Alge dekodiert zu haben und strebt das gleiche nun für die Ölpalme an. Thailand ist noch kein Global Player auf dem Palmölmarkt; wenn dieser aber so weiter wächst, dann könnte für das Land sicherlich noch ein Stück vom Kuchen abfallen.

Dass sich die ganze Welt ausgerechnet auf den Anbau von Ölpalmen konzentriert, liegt am hohen Ertrag. Zwar stehen sie auf nur 4 % der Anbaufläche, auf der weltweit Fett gewonnen wird, aber sie erzeugen 29 % des Ölertrages.

Aus Kolumbien kommen mittlerweile Nachrichten, dass neuer Grund für den Anbau von Ölpalmen oft von Paramilitärs frei geräumt wird. Die Bonner Zeitschrift *ila* hat 2007 im Artikel »Kein Biodiesel« beschrieben, wie Palmen für Öko-Sprit entstehen. Einschüchterung und Vertreibung gehören demnach zum alltäglichen Arsenal des Business. Währenddessen wachsen in Malaysia und Indonesien immer mehr Palmen aus hybridem Samen, von dem die Anbieter behaupten, sie würden die Ernte im Vergleich zu herkömmlichem Samen vervielfachen. 2002 sagte M.R. Chandram, der Chef der Malaysian Palm Oil Association, einem Zusammenschluss aller großen Produzenten des Landes, dass dank der Gentechnik bald die Sorte Öl produziert werde,»dessen Geschmack und Geruch die Waschmittel- und Speiseölhersteller, die Schokoladenfabriken und die Schönheitsindustrie, die Parfümdesigner und die Salatanbieter haben wollen.« Hochwertige Schokolade wird aber auch heute noch mit Kakaobutter gemacht, und Bienenwachs ist nach wie vor eine erstklassige Alternative zum Raubbau am Regenwald.

Raps

Zwar sieht man Rapsöl in den letzten Jahren mehr und mehr in den Supermärkten, aber die Bedeutung des Rohstoffes ist vielen Menschen in Europa nicht bewusst. Was heute klar deklariert verkauft wird, war bis vor wenigen Jahren schon in großen Anteilen oder zu 100 % in der Flasche, wurde aber schlicht als Pflanzenöl angeboten, da das Image des Raps und seines Öls zu schlecht war, um es unter seinem Namen zu verkaufen. Lange galt es als Fett der Armen, denn es schmeckte bitter und führte, in zu großen Mengen genossen, zu Verdauungsstörungen. Auch nachdem es gelang, Rapssorten zu züchten, die besser schmeckten und verträglicher waren, veränderte sich der Ruf der Frucht nicht sofort. Erst als der Verkaufserfolg einiger Bio-Anbieter sichtbar wurde, begannen auch konventionelle Vertriebe, das Label zu benutzen. Rapsöl wird in großem Stil in Margarine und Mayonnaise eingerührt, es findet sich in Maschinenölen, Reinigungsmitteln und Kosmetika, und eine immer größer werdende Bedeutung hat es als Grundlage für Biodiesel.

Der Raps ist eine Pflanze, die dem Kohl verwandt ist und wahrscheinlich durch die Kreuzung mit Rüben entstanden ist. Zugleich gehört er in die Verwandtschaft des Senfstrauches. Im ersten Jahrtausend wurde er im östlichen Mittelmeerraum angebaut, Mitte des zweiten Jahrtausends gelangte er nach Mitteleuropa und später nach Nordamerika. Die dortige Rapsvariante Canola, ein bedeutender Wirtschaftsfaktor in Kanada, ist dort heute praktisch komplett gentechnisch kontaminiert.

In Europa nimmt Raps ebenfalls eine wirtschaftlich wichtige Stellung ein. In vielen Gegenden spielt er eine große Rolle in der Fruchtfolge, mit der Ackerböden vor dem Auslaugen geschützt werden, wenn dort im Jahres- oder Zweijahresrhythmus unterschiedliche Rohstoffe angepflanzt werden. Die EU erlaubt außerdem Rapsanbau auf Feldern, für deren Stilllegung sie Bauern eine Prämie gezahlt hat. Wenn dort also nicht Nahrung wächst, sondern sogenannte Energieträger wie Mais für Heizkraftwerke oder Raps für die Gewinnung von Biokraftstoff, kassiert der Landwirt gleich zweifach. Seit Beginn der Neunzigerjahre hat sich die Anbaufläche für Raps in Deutschland deshalb auf anderthalb Millionen Hektar verdoppelt. Nach China, Kanada und Indien ist Deutschland der viertgrößte Erzeuger des Rohstoffs.

Der Ehrgeiz der Gentech-Forschung in Sachen Raps richtet sich auf Herbizid- und Insektenresistenz. Anspruchsvoller sind die Forschungen um die Veränderung der Fettsäurezusammensetzung, denn für Margarine werden andere Eigenschaften gebraucht als für Waschmittel; und ein höherer Gehalt an ungesättigten Fettsäuren würde die Pflanze für die Nahrungsmittelproduktion deutlich aufwerten. Das gleiche gilt für die Anreicherung mit Beta-Carotin, einer Vorstufe von Vitamin A, das im Labor auch schon Reis zugesetzt wurde. Andere Forschungsgebiete sind Schädlings- und Pilzresistenzen.

In der EU gab es einige Freisetzungen gentechnisch manipulierten Rapssaatgutes, vor allem in Großbritannien und Deutschland, aber noch keine Zulassung zum kommerziellen Anbau – und wegen der hohen Auskreuzungsgefahr wurden auch Freisetzungen verboten. Kanada dagegen ist, was die Gentechnikfreiheit beim Raps anbelangt, ein verlorenes Land. Hier spielt auch die Geschichte um den Rapsbauern Percy Schmeiser und den US-Konzern Monsanto. Seit 1996 erlaubte die kanadische Regierung den Anbau von Gentech-Raps. Wenig später stellt Schmeiser fest, dass seine Felder mit gentechnisch manipuliertem Material kontaminiert waren. Das ist schon für die aktuelle Ernte katastrophal, noch schlimmer, dass mit dieser Diagnose auch die Arbeit für die folgenden Jahre zerstört war, und am schlimmsten, dass Schmeiser bis dahin auch Verkäufer von GVO-freiem Rapssaatgut gewesen ist, das er aus seiner eigenen Ernte gewonnen hatte.

1998 nimmt ein Rechtsstreit zwischen Schmeiser, der zu dem Zeitpunkt 67 Jahre alt ist, und Monsanto seinen Lauf. Von St. Louis aus wird ein ganzes Heer an Ermittelnden koordiniert, das über die Felder von Farmern vor allem in den USA und Kanada ausschwärmt auf der Suche nach Spuren von gentechnisch veränderten Pflanzen. Auf Percy Schmeisers Feldern werden die Monsanto-Detektive fündig. Das Unternehmen verklagt Schmeiser auf Herausgabe der Ernte und Lizenzzahlungen. Da sich der Farmer weigert, zu zahlen, wird der Streit vor Gericht ausgetragen. In den ersten beiden Instanzen bestätigen kanadische Gerichte die Position des Konzerns. Danach gehört Monsanto die Ernte, und die Patentzahlungen werden auch fällig.

Erst in der dritten und letzten Instanz entscheidet der oberste kanadische Gerichtshof, dass die Ernte zwar bei Monsanto bleiben soll, aber Schmeiser nicht die geforderten Patentgebühren in Höhe von einer Million Dollar zahlen muss. Was ihm nicht erspart bleibt, sind die immerhin noch vierhunderttausend Dollar Gerichtskosten, also umgerechnet fast dreihunderttausend Euro. Das eigentlich Skandalöse bei diesem Fall ist die Entscheidung des obersten kanadischen Gerichtshofes, dass es keine Rolle spiele, auf welche Art und Weise Schmeiser in Besitz von gentechnisch veränderten Organismen der Firma Monsanto gekommen sei. Allein die Tatsache, dass in seiner Ernte patentierte Gensequenzen zu finden seien, mache ihn zahlungspflichtig. Seine komplette Ernte, auch die Chargen, die keinerlei Spuren von gentechnisch verändertem Erbgut aufwiesen, gehöre Monsanto. Dass es sich dabei um eine Kontamination seiner Ernte handelt, und daher umgekehrt Monsanto Schmeiser gegenüber haftbar gemacht werden müsste, hat das Gericht nicht eingesehen.

So ein Rechtsstreit zermürbt. Nachdem auf Schmeisers Feldern einzelne gentechnisch veränderte Rapspflanzen aus den vergangenen Jahren aufkeimen, fordert er Monsanto auf, ihren »Besitz« von seinem Acker zu entfernen. Monsanto kommt der Aufforderung nicht nach, woraufhin Schmeiser die Pflanzen selbst entfernen lässt und Monsanto die Rechnung schickt. Bei der Annahme der Klage durch das Gericht in Saskatoon wundert sich der Richter, weshalb Monsanto nicht einfach die 660 Dollar zahlt. So ein kleiner Betrag falle bei so einer großen Firma doch gar nicht ins Gewicht. Monsantos Anwalt erwidert: »Hier geht es um mehr als 660 Dollar«. Als es schließlich zur Verhandlung kommen soll, lässt sich Schmeiser auf einen außergerichtlichen Vergleich ein. Monsanto zahlt und Schmeiser triumphiert. So hat er nach einem Jahrzehnt erbitterten Kampfes doch noch einen moralischen Sieg über den Multi errungen. Die Haftungsfrage ist damit aber leider nicht geklärt, denn ohne Urteil gibt es keinen Präzedenzfall. Heute verpachtet Schmeiser seine Felder an Nachbarn.

Schmeiser bereist unterdessen die ganze Welt, um vor den Machenschaften von Monsanto zu warnen, und mit der Verleihung des Alternativen Nobelpreises im Jahre 2007 hat er die öffentliche Anerkennung erhalten, die sein Mut bei diesem langen, aussichtslos erscheinenden Streit verdient hat.

Kanada ist heute vom genmanipulierten Raps vielfältig betroffen. Der Pollen kann kilometerweit fliegen und kreuzt sich nicht nur mit Raps, sondern mit vielen anderen, auch wilden Pflanzen. Wegen der Auskreuzung der Herbizidresistenz ergibt sich daraus eine besondere Gefahr. Was aus der Kreuzung von genmanipuliertem Raps mit Wildkräutern wird, ist nämlich nicht vorherzusagen. In Großbritannien wurde ein wilder Senf gefunden, der nach der Kreuzung mit GVO-Raps herbizidresistent geworden war. Der Gentech-Raps hat aber auch Auswirkungen auf die Produkte anderer Agrar-Genres: In kanadischem Biohonig zum Beispiel finden sich überall Spuren von genmanipulierten Rapspollen. In Deutschland wenden sich die Imker radikal gegen die Anwendung der Gentechnik, weil Bienen gerade von Raps- und Maisweiden leben.

Ebenfalls in Kanada mit seiner Rapsanbaufläche von 5,1 Millionen Hektar, wo 2007 schon mehr als vier Fünftel des angebauten Raps genmanipuliert waren, suchen sich immer wieder Pollen den Weg auf Äcker mit vielfältiger Bebauung. Dort taucht dann Raps, der gegen verschiedene Herbizide resistent ist, als Superunkraut auf, gegen das gar kein RoundUp mehr hilft. Genmanipulierter Raps stellt aus einem weiteren Grund eine starke Bedrohung dar. Die Bebauung eines Feldes mit konventionellem Raps ist dort, wo einst GVO-Raps stand, auf Jahre hinweg nicht möglich, da sich die Samen bis zu 16 Jahren im Boden halten und daraus noch Rohstoffe wachsen können. 10 % des Samens bleiben bei der Ernte ohnehin auf dem Acker. Daraus entsteht Durchwuchs für die nächsten Vegetationsperioden. Da er RoundUp widersteht, nutzt es nichts, den Raps im Folgejahr einfach mit RoundUp zu spritzen. Man braucht also ein anderes Herbizid und das womöglich mehrmals im Jahr. Wenn dann noch durch Auskreuzungen mehrfach resistente Unkräuter entstehen, wird der notwendige Chemiecocktail immer giftiger – und man hat das Gegenteil von dem erreicht, wofür man ursprünglich angetreten war: Verringerung des Pestizideinsatzes und Steigerung der Effizienz in der agrarischen Produktion.

#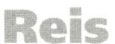

Reis ist das wichtigste Nahrungsmittel der Welt. Kein anderer Rohstoff ernährt täglich so viele Menschen auf allen Kontinenten. Besonders in den armen Ländern sind viele auf das kleine Korn angewiesen. Reis und Bohnen sind die Armenspeise in Mittel- und vielen Teilen Südamerikas. Den chinesischen Klebreis isst man auch ohne weitere Zutaten im Reich der Mitte, wenn man sich nicht mehr leisten kann. In Westafrika ist gekochter Reis mit gegrillter Banane und ein paar Bohnen schon ein Essen für Leute, die nicht jedes Stück Kleingeld dreimal umdrehen müssen, bevor sie es ausgeben. Reis wird nicht nur als gekochtes Korn verzehrt, sondern zu Getränken verarbeitet, zum Reiswein Sake, zum Schnaps Arrak oder in China auch als Biergetreide eingesetzt. Auch Essig wird daraus hergestellt.

Reis ist eine der ältesten vom Menschen kultivierten Pflanzen. Die vielen unterschiedlichen asiatischen Sorten und alle anderen Sorten weltweit sind enge Verwandte, lediglich der Reis Afrikas ist ein eher entfernter Cousin. Und der schwarze sogenannte Wildreis aus Kanada und den nördlichen USA ist botanisch gesehen kein Reis, sondern die Frucht des Sumpfgrases. Lange vor unserer Zeitrechnung pflücken die Menschen im Jangtse-Tal wild wachsenden Reis, wenn ihnen keine andere Nahrung mehr zur Verfügung steht. Und dort, an Chinas großem Fluss, wird vor etwa zwölftausend Jahren Reis wahrscheinlich zum ersten Mal domestiziert. Kurz darauf geschieht das auch in den anderen Gebieten des südlichen Asiens, Japan ist wegen seiner Insellage etwas später dran. Langsam breitet sich der Reis in Richtung Westen aus, schon die Römer importieren ihn ins heutige Italien, mit den Arabern kommt er später auch nach Spanien. Vor gut zweihundert Jahren wird dann in den USA der erste Reis geerntet, und von dort kommt heute ein Großteil der Ware, die in mitteleuropäischen Supermärkten zu finden ist. Auch im subsaharischen Afrika ist Reis von enormer Bedeutung. Schon vor 3.500 Jahren wächst dort der originär afrikanische Reis, im sechzehnten Jahrhundert erreicht asiatischer Reis den Kontinent von Osten her. Heute steht der selbst angebaute Reis gemeinsam mit dem importierten an vierter Stelle der bedeutendsten Nährstofflieferanten Afrikas, nach Sorghum, Mais und Hirse. Und er steigt weiter in der Beliebtheit, weil er so einfach zuzubereiten ist. Mehr als die Hälfte der afrikanischen Anbaugebiete findet man in Nigeria und Madagaskar.

Reis wird vielerorts für den Bedarf der Familie oder des Dorfes angebaut, ohne jede mechanische Hilfe. Etwa die Hälfte der weltweiten Ernte verlässt nicht einmal die Community, die ihn angebaut hat. China mit seinen 2005 beinah zweihundert Millionen Tonnen Jahresernte – das ist fast ein Drittel dessen, was weltweit zusammenkommt – ist nicht der größte Exporteur des Korns. Das ist Thailand, das von seinen 27 Millionen Tonnen sieben Millionen ausführt. Dort ist der Reisankauf Sache des Staates, der den Bauern Garantiesummen zahlt. In den USA ist der Anbau weitestgehend industrialisiert und ebenfalls vor allem auf den Export ausgerichtet. Innerhalb Europas ist die italienische Reisindustrie stark exportfixiert.

Die Gentech-Industrie hat am Reis bislang die üblichen Experimente vollzogen. Es geht um Herbizidresistenz, Insektenresistenz, Pilzresistenz und die Veränderung der Produkteigenschaften. Vor allem fallen im Zusammenhang Reis und Gentechnik immer wieder die Schlagworte Golden Rice und LL601.

Golden Rice ist ein gentechnisch verändertes Korn, dem im Voraus von der Industrie wahre Wundereigenschaften attestiert wurden. Leider sind die Ergebnisse banal. Ein Hungernder müsste fünf Kilogramm Golden Rice täglich essen, um die erforderlichen Vitamine und Spurenelemente aufzunehmen. Wer sich aber so viel Reis leisten kann, der kann stattdessen auch zur normalen Portion Reis noch Obst und Gemüse kaufen. Golden Rice ist das Musterbeispiel für die knallharten Medienkampagnen der Hersteller. Und diese Kampagne war erfolgreich – bis heute reden Politiker vom »Erfolg« des Golden Rice. Dabei ist die Idee hinter dem goldenen Korn sogar zynisch. Schließlich sollte es eigentlich nicht darum gehen, zu verhindern, dass arme Kinder blind werden, sondern darum, ihre Armut zu beenden. Es gibt genügend Nahrung für alle Menschen auf der Erde – und damit auch genügend Vitamin A. Traditioneller Reisanbau war im Übrigen sehr oft kombiniert mit Fischwirtschaft im gleichen Wasser. Der Fisch bringt das ersehnte Vitamin A, braucht allerdings sauberes, nicht mit Pestiziden vergiftetes Wasser und andere Bedingungen als die von der so genannten Grünen Revolution vorgesehenen Monokulturen. Und man kann heute schon voraussehen, dass sich arme Menschen den segensreichen Golden Rice genauso wenig werden leisten können wie den Fisch für die Soße.

Die nächste Geschichte belegt, dass der Arbeit der gentechnischen Industrie mit Misstrauen zu begegnen ist. LL601 heißt eine neue Reissorte, die von der ehemaligen Aventis- und heutigen Bayer-Tochter CropScience entworfen wurde. LL601 ist durch den Wirkstoff Glufosinat resistent gegen Herbizide. Dieser Stoff macht jedem Unkraut den Garaus und würde auch den Reis erledigen, der nicht darauf designt ist, ihn zu ertragen. Bis zum Jahr 2001 wurde in Louisiana mit LL601 experimentiert, einige Freisetzungsversuche wurden dann aber abgebrochen. Im September 2006 ist die Aufregung groß, als in neun europäischen Ländern Reis in Supermärkten gefunden wird, der mit LL601 kontaminiert ist. Der Anteil ist jeweils nicht sehr hoch, man schätzt ein Korn auf zweitausend konventionelle. Die Wahrscheinlichkeit, dass sich Menschen beim Verzehr von LL601 vergiften, gilt als gering. Bei den kleinen Mengen, die im konventionellen Reis gefunden wurden, sollte die Gefahr nicht sehr groß sein. Trotzdem ist es so erstaunlich wie erschreckend, dass dieser Reis, der nie über das Versuchsstadium hinausgekommen ist und nie zugelassen worden ist als Nahrungsmittel, plötzlich im Handel auftaucht.

Mindestens genauso beunruhigend wie der Fund von kontaminiertem Reis im Supermarktregal ist die Reaktion von Bayer-CropScience. Das Unternehmen weist die Verantwortung für den von ihr erfundenen GVO-Reis zurück: Der Reis sei entwickelt worden, als die Forschung noch beim Konkurrenten Aventis beheimatet gewesen sei. Im Herbst 2007 weist Greenpeace nach, dass der Reis, mit dem die weltgrößte Brauerei Anheuser-Busch ihre Marke Budweiser braut, ebenfalls mit LL601 kontaminiert ist.

US-Reisbauern haben unterdessen begonnen, Klagen gegen CropScience vorzubereiten. Ihre Umsatzeinbußen sind dramatisch, auch Japan hat US-Reis zeitweise auf die schwarze Liste gesetzt. Weniger handlungsfähig sind seit jeher die afrikanischen Staaten, die in anderen Abhängigkeitsverhältnissen zu den Ländern der nördlichen Erdhalbkugel stehen. Als Ende 2006 LL601-Reis in Ghana und Sierra Leone gefunden wird, startet die Umweltschutzorganisation Friends of the Earth eine Untersuchung und kommt zu dem Ergebnis, dass die Kontaminationen sehr wahrscheinlich auf US-Nahrungsmittelhilfen zurückgehen.

Schokolade

Weniger ein Lebens- als vielmehr ein Genussmittel, stellt die Schokolade manches auf einmal dar. Sie ist die unangefochtene Königin der Süßwaren, was man an ihren edelsten Variationen immer noch schmecken kann. Und sie ist ein Werkzeug in den Händen der Supermarktketten, die ihre Tafeln in dauerbilligen Aktionen zu Niedrigstpreisen verschleudern. Die 100-Gramm-Tafeln sind für den Handel so wichtig wie der Liter Milch oder die 250-Gramm-Packung Butter. Dass Schokolade überhaupt so billig angeboten werden kann – weniger als 70 Cent sind keine Ausnahme, 35 Cent keine Seltenheit – liegt daran, dass der Grundstoff Kakao kolonialer Herkunft ist und in der Regel aus unfairem Handel stammt. In den letzten Jahren haben die Produzenten nun aber auch entdeckt, dass sich Schokolade in edlerem Gewand und mit Chili oder Fleur de Sel kombiniert auch für deutlich mehr Geld verkaufen lässt.

Der Rohstoff für die Schokolade ist Kakao, eine mittelamerikanische Pflanze. Sie hat eine ganz erstaunliche Karriere hinter sich. Die Azteken brauen aus der Kakaobohne ein dickflüssiges Getränk, das sie Xocolatl nennen und mit Cayennepfeffer und Vanille würzen. Einmal von den europäischen Kolonisatoren entdeckt, wird die Pflanze über den Atlantik gebracht, um dort im Lauf der Jahrhunderte zuerst zu höfischem, später zu bürgerlichem Luxusgut zu werden. Vom neunzehnten Jahrhundert an wird die mexikanische Pflanze in den westafrikanischen Kolonien Europas angebaut, um später dann den steigenden Bedarf vor allem der Nachkriegsgesellschaften Europas und Nordamerikas in der zweiten Hälfte des zwanzigsten Jahrhunderts zu befriedigen. Als Schokolade endgültig ein Massenprodukt geworden ist, werden Malaysia und Indonesien wichtige Produzenten des Kakao, dann auch Brasilien, womit die Pflanze zuletzt ihren Weg über den Atlantik zurück findet.

Im frühen neunzehnten Jahrhundert werden in Europa die ersten Schokoladenmanufakturen gegründet. Die Ware wird damals noch aus Mittelamerika bezogen. In den Siebzigerjahren desselben Jahrhunderts kehrt der in Europa zum Werkzeugmacher ausgebildete Ghanaer Tetteh Quarshie in seine Heimat an die Gold Coast zurück, wie Ghana damals heißt. Er hat Kakaosamen im Gepäck, wahrscheinlich verbotenerweise. Gut möglich, dass er auf der spanischen Insel Fernando Poo gearbeitet hat, die heute zu Äquatorial-Guinea gehört, einer der ersten Gegenden des afrikanischen Kontinents, wo der Kakaoanbau zu jener Zeit schon etabliert war. In Ghana ist Quarshie bis heute ein Nationalheld, weil er den Bauernfamilien eine Möglichkeit eröffnete, ein bisschen Kleingeld zu verdienen. Kakao eignet sich vortrefflich für den Anbau auf jedem Flecken Land, das für einen systematischen Gebrauch nicht infrage kommt. Ob schlecht zugänglich oder im Schatten hoher Bäume, der Kakao wächst genau da. So wird Ghana zum größten Kakaoexporteur der Welt, mit kleinteiligem Anbau und Tetteh Quarshie zum Symbol des Aufschwungs.

Der Kakao ist Ghanas Glück und Ghanas Verhängnis. In den Sechzigern und Siebzigern, als Schokolade im Westen ein Boomprodukt wird, verdienen alle daran. Aber die Kleinteiligkeit ist nicht im Interesse der Industrie. Die will einen direkteren Zugriff auf Anbauflächen und Produktionsmethoden und wird fündig in der benachbarten Elfenbeinküste, die sehr industriefreundlich eingestellt ist und Ghana, was die Produktionsmengen angeht, schon in den Achtzigern überholt.

Auch der sogenannte Tigersprung der asiatischen Staaten, das weltweit bestaunte Wachstum in den Neunzigerjahren, wurde nur dadurch möglich, dass eine Frucht wie der Kakao auf großen Feldern in industrieller Landwirtschaft produziert wird. Alle großen Konzerne, die mit Schokolade arbeiten, haben Versuche in Auftrag gegeben oder selbst geforscht, um die Kakaobohne zu verändern, sei es Masterfoods (Mars und andere Riegel), Hershey, Cadbury oder Nestlé. Ihnen ist daran gelegen, die Pflanze resistent gegen Insekten zu machen oder gegen Pilze und andere Krankheiten. Interessant wäre es für die süßen Multis auch, den Fettgehalt der Bohne zu erhöhen, denn über das Fett kommt der Geschmack in die Tafel.

Ob eine herkömmliche Tafel Schokolade überhaupt gentechnikfrei sein kann, ist eine berechtigte Frage. Der Emulgator Sojalecithin, der die dauerhafte Verbindung von Fett und Flüssigkeit ermöglicht, ist eigentlich immer enthalten, und der gern angewandte Aromastoff

Vanillin ist oft zu finden. Beide können Anzeichen sein für das Vorhandensein genmanipulierter Substanzen. Die gefüllten Schokoladen, die mehr und mehr Regalmeter belegen und die klassische Vollmilch-, Bitter- oder Nussschokolade längst in den Hintergrund gedrängt haben, laufen handelsrechtlich auf einer anderen Schiene. Sie heißen »Gefüllte Vollmilchschokolade mit Magermilch-Joghurt-Creme«, »Halbbitterschokolade gefüllt mit Marzipan« oder »Gefüllte Edel-Vollmilchschokolade mit Trüffel und Vanillelikör«: Viele der Zutaten sind aus Milch gewonnen, wie Molkenpulver, Milchpulver, Sahnepulver oder Butterreinfett, und ein großer Teil der in der EU gewonnenen Milch stammt von Tieren, die mit gentechnisch manipuliertem Futter ernährt werden. Unter dem Begriff Aromen kann man eventuell nicht deklariertes Vanillin vermuten. Vielleicht bezeichnet der Begriff auch Maltol, einen aus Malz- und Milchzucker gewonnenen Stoff, der sehr preiswert die Süße eines Produkts verstärkt. Auch er kann mit gentechnischen Methoden oder gentechnisch veränderten Rohstoffen hergestellt sein.

Die Überzüge auf »Dominosteinen« und Riegeln sind im handelsrechtlichen Sinne oft keine Schokolade, auch wenn sie auf den ersten Blick so aussehen. Oft besteht die »kakaohaltige Fettglasur« eben vor allem aus Fett, und hier dürfte Soja die Quelle sein, wobei dann die Chance, auf einen gentechnisch veränderten Rohstoff zu treffen, besonders groß ist. Lösliches Kakaopulver besteht zum größten Teil aus Zucker, und nur zu geringeren Teilen aus Kakaobohnen. Wer bei Schokolade sicher gehen will, gentechnikfreie Ware zu kaufen, kommt an Bioschokolade im Prinzip nicht vorbei.

Softdrinks

Der Begriff »Softdrink« ist nicht geschützt. Er ist außerdem regional und national unterschiedlich besetzt, und zusätzlich gibt es in vielen Ländern auch noch konkurrierende Namen. Grundsätzlich besteht keine Einigkeit darüber, ob man darunter sowohl Limonaden und Colas als auch Fruchtsaftgetränke und Säfte oder gar alle alkoholfreien Getränke zusammenfassen soll. Oder ob es eher darum geht, eine Kategorie für Getränke zu finden, die aus Konzentraten gewonnen werden. Für unsere Betrachtung wäre das ein allzu großer Rahmen – er schlösse alles ein zwischen der Zitronenlimonade fast ohne Zitronen und dem ökologischen Orangensaft, der aus Konzentrat gewonnen wird. Als Softdrinks behandeln wir hier nur jene mit Kohlensäure versetzten Getränke, die im Wesentlichen aus Leitungswasser und einer oder mehreren Zuckerarten bestehen. Dazu gehören die Markengetränke der international agierenden Konzerne, die Colas, die Orangen- und Zitronenlimonaden, deren zuckerfreie Varianten sowie die sogenannten Energiegetränke, aber auch ihre kleinen Mitbewerber aus den Discountern, die oft für einen Bruchteil jenes Geldes zu haben sind, das die bekannten Softdrinks kosten.

Trinken ist in der Geschichte der Menschheit fast immer gleichbedeutend gewesen mit dem Gang zur nächsten Wasserquelle – und für die Hälfte der Menschheit hat sich daran auch bis heute nichts geändert. Parallel zur industriellen Revolution beginnt im neunzehnten Jahrhundert das Abfüllen von Getränken in Gefäße, zumeist Flaschen, damit auch die Entwicklung von Brands, von Getränkemarken. Gegen Ende dieses Jahrhunderts sind sowohl Coca-Cola als auch Pepsi und Dr. Pepper zu kaufen. Neben dem Herstellen und Abfüllen des Produkts ist die Distribution ein wesentlicher Faktor für den geschäftlichen Erfolg. Das bedeutet zunächst, die Ware auf Kutschen und später auf LKWs zu laden, um die Geschäfte in der Nähe zu erreichen.

Heute ist der Softdrinkmarkt heiß umkämpft. Die Umsätze sind riesengroß, und Coca-Cola gilt als wertvollste Marke des Planeten. Natürlich sind auch die Aufwendungen entsprechend hoch, um Produkt und Marke über Werbung und Sponsoring ins Bild zu bringen. Die Rezepturen der Getränke werden nicht offengelegt, aber im Verhältnis zur Öffentlichkeitsarbeit dürfte der materielle Einsatz für die Produkte eher gering sein. Kosteneinsparung ist das oberste Gebot. Neben Wasser, Zucker und Kohlensäure bestehen die Softdrinks aus Farbstoffen, Aromen, Stabilisatoren, Antioxidationsmitteln und diversen Frucht- und Genusssäuren. Im Falle von Fruchtlimonaden kommen noch geringe Mengen an Fruchtsaftkonzentrat hinzu. Viele dieser Zusatzstoffe lassen sich mithilfe von gentechnisch veränderten Organismen hergestellt werden, ohne dass sie anschließend auf der Zutatenliste als solche deklariert werden müssen.

Bekannt ist mittlerweile, dass die Rezepturen der Softdrinks an die jeweiligen nationalen Märkte angepasst sind. Dass Coke auch in Europa mehrere verschiedene Rezepturen hat, wird in Verbraucherforen im Netz mit großer Ernsthaftigkeit diskutiert. Für die Märkte in den Ländern mit zahlungskräftiger Käuferschaft werden stets neue Produkte und Geschmacksrichtungen entworfen, während die Fanta im westafrikanischen Dakar immer noch so schmeckt wie das gleichnamige Getränk in Mitteleuropa in den Siebzigern. In den Neunzigerjahren hat Coca-Cola sein wichtigstes Produkt in den USA einer radikalen Veränderung unterzogen. Seit der Öffnung der Zuckermärkte innerhalb der NAFTA (North Atlantic Free Trade Agreement) wird Coke plötzlich nicht mehr mit karibischem Zuckerrohr gesüßt, sondern mit einem Sirup auf Maisbasis. So schauen vor allem die mexikanischen Zuckerbauern in die Röhre, die sich vom sogenannten Freihandelsabkommen mehr erhofft haben. Mais ist ein US-Produkt. In den USA sind zwei Drittel des angebauten Mais gentechnisch verändert. Ob nun der Sirup, der aus Maisstärke gewonnen wird, als GVO-Zutat deklariert werden muss, ist bislang selbst in der EU umstritten.

Keinesfalls kennzeichnungspflichtig sind jedenfalls die verschiedenen gentechnisch mithilfe von Bakterien hergestellten Enzyme, wie Amylasen, Isomerasen oder Pullulanasen. Sie werden benutzt, um verschiedene Varianten von Glukosesirupen herzustellen, die den Softdrinks sehr häufig die Süße geben. Solche Enzyme stehen nur sehr wenig in der Kritik. Sie gelten als natürliche Stoffe, die den gentechnisch manipulierten Organismus nicht mehr enthalten. Deshalb müssen sie auch nicht gekennzeichnet werden, so die Logik der Europäischen Union.

Es gibt bisher keine Erkenntnisse über eine besondere Gefährlichkeit von gentechnisch hergestellten Enzymen, dennoch bleibt das Risiko, dass sich durch die genetische Manipulation das Genprodukt – in diesem Fall das Enzym – anders verhält als das Original, weil es in einem fremden Organismus hergestellt wird. Insgesamt muss man hier aber vielleicht stärker die Verwendung der Enzyme im Hinblick auf mögliche Allergenität problematisieren. Vor diesem Hintergrund wird schnell deutlich, warum der Markt mit ökologisch hergestellten Erfrischungsgetränken mittlerweile so lukrativ und umkämpft ist.

Soja

Soja ist der Shootingstar aus dem Baukasten für Lebensmittel. Die Weltanbaufläche hat sich in den letzten vierzig Jahren vervierfacht. Wer in Mitteleuropa lebt, kommt täglich kaum um den Verzehr des extrem präsenten Rohstoffs herum. Noch Mitte des zwanzigsten Jahrhunderts lebten die Menschen hier praktisch frei von Soja und den daraus erzeugten Produkten, heute hingegen steckt es in allen Sorten von Fertignahrung sowie über den Umweg als Viehfutter in den meisten Sorten Fleisch. Soja hält industriell gefertigte Brote davon ab, zu schrumpfen, als Fleisch- und Milchersatz ist es außerdem in zahlreichen vegetarischen und veganen Angeboten der Öko- und Reformhauswarenpaletten enthalten. Dabei ist nicht einmal zweifelsfrei nachgewiesen, dass der Verzehr von nicht fermentiertem Soja gesundheitlich unbedenklich ist.

Die Londoner Tageszeitung *The Independent* hat in einem Artikel vom 8. Januar 2006 einige Versuche zusammengefasst, die die Ernährung mit gentechnisch verändertem Soja betreffen. Es ging darin um Ratten und Mäuse, die mit geschädigter Leber oder Bauchspeicheldrüse aus den Testreihen hervorgegangen seien. Weitaus stärker wirkt allerdings ein Artikel, der im Mai 2005 in der gleichen Zeitung erschienen ist. Darin enthüllte das Blatt »einen geheimen Report des Biotech-Giganten Monsanto, der zeigte, dass mit genmanipuliertem Mais gefütterte Ratten kleinere Nieren hatten als solche, die konventionell gefüttert wurden, und dazu einen höheren Anteil an Blutkörperchen, was ihr Immunsystem angriff.«

Die Sojabohne ist eine Hülsenfrucht und wird in Ostasien seit circa fünftausend Jahren kultiviert. Im Vergleich zu anderen Hülsenfrüchten enthält sie extrem viel Eiweiß, beinah zwei Fünftel, und Fett, fast ein Fünftel. Schon vor unserer Zeitrechnung gab es Produkte aus Soja: die einst aus der gemahlenen Bohne, heute meist aus Granulat hergestellte SojaSoße und den Tofu, der aus der Sojamilch gewonnen wird – ganz ähnlich wie Käse aus der Milch von Kuh, Ziege und Schaf in westlich geprägten Gesellschaften. Die USA führen Soja nach dem Zweiten Weltkrieg ein, wegen seines Öls für die Margarineherstellung und als Tierfutter im zerstörten Westeuropa. Den heimischen Soja-Export stützen sie mit massiven Subventionen. Heute ist Soja das Tierfutter Nummer eins für Europas Schlachtvieh. Der größte Teil dieses Futters wächst auf den gerodeten Flächen des brasilianischen Regenwaldes.

Nur in Ausnahmefällen wird heute noch mit der ganzen Sojabohne gearbeitet, etwa im Hochpreisbereich ostasiatischer Spezialitäten oder in Europa bei Produkten, die mit einem Biolabel ausgewiesen sind. Im Normalfall werden die Sojabohnen zuerst zu Flocken geschrotet. Dann wird ihnen ein Lösungsmittel zugesetzt, das auf Petroleumbasis hergestellt wird. So wird den Flocken das Öl entzogen, gleichzeitig wird es allerdings auch mit einem üblen Geruch belastet. Die Flocken werden geröstet und üblicherweise zu Tierfutter verarbeitet, sind aber auch die Grundlage für den Fleischersatz, und die Milch wird ebenfalls aus den Flocken gepresst.

Das Öl geht nun durch einen Prozess der Reinigung und Bleichung, ihm wird das Lösungsmittel wieder entzogen, und der natürliche Geschmack des Öls wird entfernt, denn für Menschen ist er nicht angenehm. Das im Öl enthaltene Lecithin, einst ein Abfallprodukt, wird mittlerweile als Emulgator weltweit gehandelt. Emulgatoren verbinden Wasser und Fette miteinander, vor allem in der Süßwarenindustrie ist Sojalecithin ein begehrter Stoff. Aber auch in Medikamenten, Gebäck und Margarine ist er zu finden, und Schokolade ist ohne Lecithin gar nicht denkbar.

Nach dem Zweiten Weltkrieg entwickelte sich die Dominanz US-amerikanischer Firmen auf dem Weltmarkt weiter. Noch immer sind die USA weltgrößter Sojaproduzent, doch die Ernte der neuen Giganten Brasilien und Argentinien ist zusammen mittlerweile schon höher als die der USA. Dort wächst Soja vor allem in den Agrarstaaten, deren Name mit I beginnt, in Iowa, Illinois und Indiana. Der Transfer in die südamerikanischen Flächenstaaten ist für die Protagonisten der Sojapolitik ein voller Erfolg: Die US-Companies Cargill, Bunge und ADM herrschen über 80 % des für Europa geschroteten Soja. Sie kontrollieren auch etwa 60 % des Sojaexports Brasiliens.

Soja ist ein sehr praktischer, weil beinah komplett nutzbarer Rohstoff. Er ist nicht besonders anspruchsvoll und passt sich auch Bedingungen an, unter denen er bisher nicht gewachsen ist. Der Industrie bietet gentechnisch veränderter Soja auf den ersten Blick also nicht sehr viele Vorteile, die Pflanze ist ohnehin robust und hat eine gentechnische Manipulation vielleicht gar nicht nötig. Dennoch hat sich die Gentechindustrie der Pflanze angenommen, und die als Anbieter von GVO-Saat führende Firma Monsanto aus St. Louis, Missouri, verkaufte in den Neunzigerjahren erfolgreich RoundUp Ready Sojasaatgut. Ihr Versprechen für die implantierte Pflanzengiftresistenz: Weniger Bedarf an Gift auf dem Acker bei höheren Erträgen.

In welchen Lebensmitteln Sojaöl enthalten ist, kann bei vielen Waren im Supermarktregal gar nicht festgestellt werden. Das Etikett der Mayonnaise, in die laut Zutatenliste pflanzliches Öl eingerührt worden ist, gibt nicht preis, von welcher Pflanze das Öl stammt. Das gleiche Problem ergibt sich bei beinah jedem Fertiggericht für Topf oder Mikrowelle, beim Fischstäbchen für die Kinder, in der Margarine und der Soße für Salat oder Fleisch. Das pflanzliche Öl stammt oft aus der Sojabohne oder vom Raps, denn diese Öle sind billig und senken so den Herstellungspreis gegenüber Produkten mit dem hochwertigeren Sonnenblumenöl. Verschärft wird das Problem, das sich durch mangelhafte Kennzeichnung ergibt, dann dadurch, dass Sojaöl aus gentechnisch manipulierten Pflanzen auf diesem Weg nicht auf die Spur zu kommen ist. Das hat zwei Gründe. Der erste ist der oben beschriebene. Wenn Sojaöl als Inhaltsstoff nicht aufgeführt ist, dann kann ich mich im Laden auch nicht gegen das Produkt entscheiden. Der zweite ist komplizierter. Prinzipiell muss die Firma, die ein fertiges Salatdressing oder eine Tiefkühlpizza anbietet, die Verwendung eines Öls aus gentechnisch manipuliertem Soja deklarieren. Derzeit wird etwa die Hälfte des gängigen Speiseöls aus Soja hergestellt. Die wichtigsten Anbauländer USA, Brasilien und Argentinien stellen mehr als vier Fünftel der Welternte her, und in den USA sind mehr als 90 %, in Argentinien sogar 100 % genmanipuliert. In Brasilien sind es lediglich zwei Drittel. Man kann sich also ausrechnen, wie hoch die Chance ist, in Pflanzenöl aus der Flasche oder in Fertignahrung mit »Pflanzenöl« als Inhaltsstoff auf solche Ware zu stoßen.

Es gibt im Tierfuttergeschäft eine bemerkenswerte Strategie, die solche Zahlen bewusst außer Acht lässt. Der Getreide- und Futtermittelhandelskonzern Bunge, der sich selbst als größter Ölsaatenverarbeiter der Welt beschreibt, verkauft mehr Soja zur Tierfütterung als jede andere Firma. Politik des Konzerns ist es, seine Ware grundsätzlich als gentechnisch verändert zu verkaufen, selbst wenn die Ware nachvollziehbar nicht aus gentechnisch manipulierten Saaten gewachsen ist. Bunge unterläuft die Kennzeichnungspflicht als Aufklärung über Herkunft und Inhalt, und die Abnehmer, Tiermäster zumeist, werden so daran gewöhnt, dass es im konventionellen Handel bald nur noch gentechnisch verändertem Soja geben soll.

Bunge ist nur ein Teil des Problems. Oder besser: Die Firma macht sich die Umstände von Anbau, Lagerung, Transport und Zertifizierung zunutze. Wenn das gentechnikfreie Soja nicht fern von der gentechnisch manipulierten Ware gelagert wird, wird es kontaminiert. Das gleiche gilt für den Transport. Solange europäische Fleischproduzenten nicht darauf bestehen, Soja gentechnikfrei zu erhalten und an ihr Vieh zu verfüttern, ändert sich hier nichts. Nur wenn die Kundschaft darauf besteht, wird in Brasilien das gentechnikfreie Soja penibel als solches zertifiziert und getrennt gelagert, und auch nur dann wird es gesondert nach Europa verschifft.

Derzeit wird in der Toskana, in der Bretagne, im baden-württembergischen Hohenlohekreis und in mehreren Teilen Österreichs Soja angebaut, das erstens gentechnikfrei ist und zweitens keine transatlantischen Lieferwege hat. In Brasilien ist aktuell noch genügend gentechnikfreies Soja im Anbau, um damit ganz Europa versorgen zu können – es muss nur verbindlich zertifiziert und nachgefragt werden.

Sonnenblume

Sonnenblumen sind schön, heitern die Stimmung auf und sind bei allen Menschen beliebt, weil sie sich der Sonne zuwenden und wie ihr kindgerechtes Spiegelbild aussehen. Sie werden in vielen Sprachen mit der Sonne in Verbindung gebracht, und die Inkas haben sie wegen dieser Ähnlichkeit sogar verehrt. Zudem sind sie intensiv genutzte Pflanzen, die schon lange in der Nahrungsmittelproduktion und als Futtermittel sowie seit Kurzem auch als Energiepflanzen vorkommen. Für die unterschiedlichen Nutzungen als Ölpflanze für Nahrungsmittel, als Knabberwerk und beliebte Zutat für die Süßwarenindustrie sowie als Tierfutter sind Sonnenblumen im Einsatz, von denen es zahllose Sorten gibt. Die Kerne, die ganz verzehrt werden, sind besonders groß und sitzen locker in der Blüte. Zur Herstellung von Sonnenblumenöl wurden besonders fettreiche Sorten gezüchtet. Leider haben die Züchter dabei die Bienen vergessen: Steigt der Ölgehalt, sinkt der Nektargehalt von Sonnenblumen. Die Futterpflanzen bilden viele große Blätter aus, und die Zierpflanzen tragen oft mehrere Blüten. Für die Energiegewinnung werden die Ölpflanzen benutzt.

Sonnenblumen sind mit rund 10 % Anteil an der Weltölproduktion die Nummer vier hinter Palmöl, Soja und Raps. Im Jahr 2005 war Argentinien der drittgrößte Produzent von Sonnenblumenöl, hinter Russland und der Ukraine, und hier scheint sich laut Agrifood Awareness Australia die Forschung um gentechnische Manipulation an der Sonnenblume zu konzentrieren. Die Organisation ist industrienah und pro Gentechnik, und 2007 berichtete sie, dass sich an der Universidad Nacional del Sur in Buenos Aires veränderte Sonnenblumen in der Entwicklung befänden, die herbizid-, insekten- und krankheitsresistent seien sowie einen höheren Anteil an Latex enthielten. Laut der industriefinanzierten Datenbank transgen.de ist allerdings »mit einer kommerziellen Nutzung von GVO-Sonnenblumen auf längere Zeit nicht zu rechnen.«

Transgen.de weist aber auch darauf hin, dass in Kanada auf herkömmlichem Weg eine Sonnenblume gezüchtet worden ist, die eine Resistenz gegen das Herbizid Imidazolinone aufweist. Dort muss sie als »neue Pflanze« angemeldet werden, ein Vorgang, der in den USA und der EU nicht vorgeschrieben ist.

Süßwaren

Schon immer fanden es die Menschen attraktiv, süße Sachen zu sich zu nehmen. In allen Kulturen wird Obst deshalb sehr hoch gehandelt. Hier und da wird den Früchten auch eine aphrodisierende Wirkung zugeschrieben. Mit den Süßwaren, wie wir sie heute kennen, hat das natürlich noch nichts zu tun. Denen kommen am nächsten die Speisen, die die Ägypter schon vor Tausenden von Jahren mit Honig versetzten. Honig ist über lange Zeit auch die Süßwürze der Armen. Verschiedene Kulturen in Europa, Afrika und Amerika kauen auf süßen Harzen herum, und in einigen Regionen Asiens wird das Zuckerrohr schon früh genutzt. Kuchen und ähnliche Leckereien sind über lange Zeit ein Luxus, den sich nur Leute leisten können, die sich nicht den ganzen Tag darum sorgen müssen, wie sie ihre Familie satt kriegen. Erst die Kolonialware Zucker beschleunigt die Entwicklung der Süßwaren. Zum Thema Schokolade gibt es ein eigenes Kapitel.

Zucker wird aus dem Zuckerrohr und aus der Zuckerrübe gewonnen. Das Rohr wächst in klimatisch bevorzugten Regionen des tropischen

Südens, die Rübe unter den gemäßigten Bedingungen Mitteleuropas. Allerdings ist nicht jede Süßware mit dem Derivat dieser beiden Pflanzen gesüßt. Glukosesirup auf der Basis von Mais oder Weizen kann ebenso gut die Grundlage bilden für Bonbons oder Weingummi, auch in Kombination mit Zucker. Wer die Zutatenliste von Süßwaren studiert, stellt fest, dass die wenigsten Schleckereien nur eine einzige Zuckerart enthalten. Die pflanzeneigenen Zuckerarten vieler Obst- wie Getreidesorten werden auch industriell genutzt.

Süßwaren kosten oft nicht viel Geld. Zucker und seine Ersatzstoffe sind eine billige Ware, und die allermeisten Angebote in den Supermarktregalen und Kioskschubfächern bestehen zu fast 100 % aus verschiedenen Zuckern. Wie groß die Gefahr ist, bei Weizen- oder Maisprodukten gentechnisch veränderte Ware zu kaufen, steht in den beiden Kapiteln gleichen Namens. Glukosesirup aus den beiden Körnern muss jedenfalls nicht gekennzeichnet werden, weil es sich dabei um eine Weiterverarbeitung handelt. Wer Glukosesirup aus Mais zur Weiterverarbeitung einkauft, fragt nur nach dem Preis und nicht danach, ob der Grundstoff für den Einkauf vielleicht Gentech-Ware ist.

Das Zuckerrohr ist, solange es noch auf dem Acker steht, ein empfindlicher Rohstoff. Keine Seltenheit, dass die ursprünglich südasiatische Pflanze in der industriellen Landwirtschaft zur Hälfte an Pilzen und Schädlingen eingeht. Portugiesische und spanische Kolonisatoren brachten das Zuckerrohr nach Mittel- und Südamerika und schufen mit dem Exportgut Zucker die Grundlage für die systematische Menschenverschleppung in die Sklaverei. Brasilien ist bis heute weltgrößter Erzeuger des Zuckers (vor China und Indien). Auch in der Karibik, der ehemaligen Drehscheibe für die Sklaverei in Amerika, wird noch auf vielen Inseln Zuckerrohr angebaut. Die Freisetzungen gentechnisch manipulierten Zuckerrohrs sind nicht so weit verbreitet wie bei ähnlich großflächig angebauten Nutzpflanzen. Allerdings gibt es in den USA zahlreiche Experimente rund um die Pflanze.

Weltweit wird heute jeweils knapp die Hälfte des Zuckers aus dem Zuckerrohr und aus der aus Europa stammenden Zuckerrübe gewonnen. Gezüchtet aus der Runkelrübe, wird damit seit Beginn des neunzehnten Jahrhunderts der Bedarf Europas gedeckt, und zwar beinah

komplett aus heimischem Anbau, was wesentlich auf den Protektionis-
mus der EU zurückzuführen ist. Diese Tradition geht bis auf das Kaiser-
reich zurück, wo die Zuckerrübe entwickelt wurde, um unabhängig
von Importen zu sein.

Der industrielle Massenanbau auf von der EU geförderten Flächen zur
Stabilisierung einer autarken Zuckerversorgung ist ein Paradebeispiel
für Fehlentwicklungen in der Landwirtschaft, die mit Gentechnik repa-
riert werden sollen. Seit 1974 ist der Rhizomania-Virus bei den Rüben
bekannt, die so genannte Wurzelbärtigkeit. Sie kann den Zuckergehalt einer Rübe um bis zu 90 % reduzieren und damit eine ganze Ernte
praktisch vernichten.

Dabei ist das Problem hausgemacht: Intensive Landwirtschaft mit zu
geringen Fruchtwechseln rufen die Erkrankung des Bodens erst hervor. Erdklumpen, die an den Treckern und Hängern kleben bleiben,
übertragen die Krankheit auf andere Felder. Mit sorgfältigen Maßnahmen im Anbau könnte man die Erkrankung ganz ohne Gentechnik in
den Griff bekommen.

Dennoch wird mit ihr experimentiert. Eine Zuckerrübensorte, der ein
Gen gegen den Rhizomania-Virus eingesetzt worden ist, wurde ver-
suchsweise freigesetzt; die Erfolge überzeugten allerdings nicht. Mittlerweile ist es gelungen, die Knolle auf konventionellem Weg resistent
zu machen. Damit geht man zwar das Problem an der Wurzel an,
aber immer noch nicht an der Ursache. Deutlich ist jedenfalls, dass das
simple Denken in den Lösungen der Gentechnik hier nicht gegriffen
hat. Heute beschäftigen sich Forschungsprojekte in erster Linie mit
Herbizidresistenz, besserer Lagerfähigkeit und Haltbarkeit, vor allem
aber damit, auch aus der Zuckerrübe schließlich
eine (Alkohol-)Energiepflanze zu machen, die
irgendwann einmal unsere Automo-
bile antreiben soll. In den USA wurde
im Jahr 2008 der kommerzielle Anbau der Zuckerrübe H7-1 gestartet, einem herbizidresistenten Produkt der Firma Monsanto. In der
EU ist der Einsatz von H7-1 in den

nächsten Jahren nicht zu erwarten, aber sowohl der aus der Rübe hergestellte Zucker wie auch die als Futtermittel verwendeten Rübenschnitzel sind zugelassen.

Ein beliebter Zusatz vieler Süßwaren ist Vanillin, der künstlich hergestellte Ersatz für den wichtigsten unter vielen Aromastoffen der Vanilleschote. Meist wird Vanillin heute aus Abfällen aus der Papierindustrie hergestellt. Der Baumrindenbestandteil Lignin produziert Vanillin, wenn er mit Sauerstoff in Berührung kommt. Allerdings kann der Stoff auch schon mithilfe gentechnisch veränderter Mikrobakterien hergestellt werden. Dann sollte er natürlich so in der Zutatenliste auftauchen, allerdings gibt es bis heute keinen Fall dieser Art von Zutatendeklaration.

Ein relativ eindeutiges Bild ergibt sich bei Wein- oder Fruchtgummi. Ohne Gelatine kein lustiger Kauspaß. Circa 90 % der Gelatine werden aus Schweineschwarten hergestellt, der Rest aus Rinderhaut. Knochen vom Schwein und vom Rind können auch darin verarbeitet werden. Im Biosegment ist es Standard, darauf hinzuweisen, aus welchem Tier die Gelatine gewonnen wurde – wenn man nicht sogar ganz auf den Einsatz von Stoffen tierischer Herkunft verzichtet. Aber auch im konventionellen Handel findet man kleinere Firmen, die angeben, welche Gelatine verwendet wurde, zum Beispiel auf Weingummi, das für ein türkisches Zielpublikum produziert wurde. Da wird die Frage Rind oder Schwein sehr wichtig genommen. Die großen Anbieter verweisen nicht auf die Inhaltsstoffe ihrer Gelatine.

Da in Europa ein Großteil der Tiere in der nicht-ökologischen Aufzucht mit Futtermitteln versorgt wird, die gentechnisch verändert sind (nachzulesen im Kapitel zu Soja), kann man nicht davon ausgehen, dass das herkömmliche Weingummi gentechnikfrei erzeugt ist. Gelatine wird außerdem in Lakritz, Schokoküssen, Kaubonbons und Marshmallows eingesetzt. In fettreduzierten Milchprodukten sorgt es für jene Geschmeidigkeit, die ansonsten das Fett besorgt.

Alternativen zu Gelatine sind vorhanden. Agar-Agar und Carrageen werden aus Algen gewonnen, Pektin aus Zellstoffen von Pflanzen, meist Obst oder Gemüse. Allerdings sind diese Stoffe teurer als Gelatine, denn die ist nicht mehr als ein Abfall aus der Fleischproduktion.

Die Tomate ist das Erfolgsmodell unter den Speisepflanzen, rot und prall erzählt sie vom Wachsen in der Sonne und vom guten Geschmack. Sie symbolisiert jenes mediterrane Lebensgefühl, das in zahllosen Werbespots heraufbeschworen wird, gleich, ob es dort um den Verkauf von Wein, Kräuterkäse oder Autos geht. Die Tomate war schon vorher da. Der Aufwand, der betrieben wurde und weiterhin betrieben wird, um sie zu dem Vorzeigeprodukt der industrialisierten Landwirtschaft zu machen, ist riesengroß. Aber er lohnt sich, wie ein Blick in die Supermärkte zeigt.

Die Tomate stammt ursprünglich aus Mittel- und Südamerika, wo es sie in vielen Varianten gab. Bereits sechs Jahre nach der ersten Ankunft von Kolumbus in der Karibik taucht sie in Europa auf. Der Kaufmann selbst soll sie von einer Fahrt über den Atlantik auf die iberische Halbinsel gebracht haben. Als Nahrung wird sie in Spanien aber zunächst nicht betrachtet. Im achtzehnten Jahrhundert scheint die Frucht in Italien schon alltäglicher Bestandteil der Küche zu sein. In Mitteleuropa hingegen ist die Tomate erst im Laufe des zwanzigsten Jahrhunderts angekommen. In Gebieten abseits der großen Städte ist sie aber noch Jahre nach dem Zweiten Weltkrieg eher die Ausnahme im Warenkorb.

Es gibt mehrere tausend Tomatensorten zwischen der kleinen Kirschtomate und der riesigen, bis zu einem Pfund schweren Ochsenherztomate. Die Tomate ist prinzipiell eine sehr empfindliche Frucht. In der glatten Schale verbirgt sich ein Fleisch, das an Druckstellen schnell faulen kann, und auch die Schale selbst reißt leicht ein. Hat die Tomate aber einen sichtbaren Makel, ist sie nicht mehr zu verkaufen, außerdem beginnt sie zu verderben. Deshalb musste einiges geschehen, um aus dem Rohstoff ein Produkt zu machen. Und so wurde die Pflanze in den Neunzigerjahren zu einem der beliebtesten Forschungs- und Spielobjekte der Gentech-Industrie.

Zuallererst geht es um die Verpackung der Tomate, die Schale. Sie war und ist der wichtigste Baustein im Pflanzenmanagement zum Verkauf der Tomate, und das aus zwei Gründen. In der industrialisierten Landwirtschaft spielen automatisierte Vorgänge in der Verpackung eine große Rolle. Die Tomate übersteht den Weg durch Mess- und Sortieranlagen über Rollbänder in die Plastikschale oder die Holzkiste nur, wenn sie eine strapazierfähige Haut hat. Das ist der erste Grund. Und der zweite: Nur wenn diese transportstabile Schale auch im Laden noch glatt und unbeschädigt aussieht, spricht sie den potenziellen Käufer an. Die Schale ist das wichtigste Verkaufsargument. Wie es darunter aussieht, ob die Tomate nach irgendetwas oder vielleicht sogar gut schmeckt, ist zweitrangig. Im Zweifelsfall erliegt die Kundschaft der Suggestion, dass, was gut aussieht, auch lecker ist. Deshalb wurde die Gentech-Industrie aktiv, um die Schale der Tomate zu bearbeiten.

Der Feind hieß Polygalacturonase. Das Enzym, das in der Tomate, aber auch in anderen Früchten vorkommt, bewirkt, dass der Prozess der Alterung einem geernteten Obst oder Gemüse bald anzusehen ist. Es baut nämlich Pektin ab, das für die Stabilität der Zellwände sorgt. Die Tomate, der das Anti-Polygalacturonase-Gen eingepflanzt wurde, machte Mitte der Neunzigerjahre eine Menge Wirbel und wurde weltweit durch verschiedene Namen und Schlagworte bekannt. Als Anti-Matsch-Tomate bezeichneten sie die Medien damals in Europa, weil ihr Äußeres selbst dann noch nicht verrottet aussah, wenn andere Tomaten längst den Geist aufgegeben hatten.

Den Geschmack der neuen Tomate wollte die verantwortliche Firma Calgene bei der Entwicklung des Namens besonders betonen: »Flavr Savr« hieß das Kind, angelehnt an *flavour saver*, was übersetzt in etwa Geschmacksretter bedeutet. Weil diese Tomate, so die PR, länger am Strauch hängen kann und nicht grün geerntet werden muss wie ihre Artgenossinnen, habe die Flavr-Savr-Tomate mehr Zeit, ihr Aroma zu entwickeln. Flavr Savr war die erste gentechnisch veränderte Pflanze, die für den Verkauf zugelassen wurde, im Jahr 1994 in den USA. Drei Jahre später wird Calgene von Monsanto übernommen, und das Unternehmen stellt das Projekt Flavr Savr sogleich ein. Dass die Tomate zum Flop wurde, hat viele Gründe. Sie hielt einfach nicht, was sie versprach: stabile Frucht, obwohl am Strauch gereift. Die Spezialisten von Calgene hatten offenbar nicht glauben wollen, dass die wesentliche Eigenschaft einer frisch gepflückten Tomate nicht ihr Geschmack ist, sondern die Fähigkeit, den Transport zum Supermarkt zu überleben. Der britische Handelsriese Sainsbury hatte kurzzeitig und zunächst recht erfolgreich Mark aus der neuen Tomate im Angebot. Als Matsch wird die Anti-Matsch-Tomate in Großbritannien tatsächlich ein Verkaufsschlager.

Die Tomate aber, die gerade in Ihrem Kühlschrank liegt, vielleicht schon seit zwei Monaten, ist nicht genmanipuliert. Flavr Savr wurde irgendwann schlicht nicht mehr gebraucht – Tomaten sind auf herkömmlichem züchterischem Weg so gestaltet worden, dass sie ihre Fassung nicht verlieren.

Vor Jahren hörte man von dem Experiment eines amerikanisch-kanadischen Forscherteams, eine Tomate zu entwickeln, die auf extrem salzhaltigen Böden, zum Beispiel in Meeresnähe wachsen kann. Dies war ein Versuch, die weltweiten Anbauflächen auszudehnen. Das Experiment scheint aber im Sande verlaufen zu sein. Trotzdem ist die Tomate weiterhin Ziel vielfältiger Forschungen, zum Beispiel um ihre Produkteigenschaften zu verändern. Im Potsdamer Max-Planck-Institut etwa wird an einer Tomate gebastelt, die so süß ist, dass dem Ketchup, der aus ihr hergestellt wird, kein Zucker mehr zugesetzt werden muss. Und das auf dem klassischen Weg, ohne Einsatz von Gentechnik, sagt das Institut.

Es finden sich freilich weiterhin eine ganze Menge Möglichkeiten, im Tomatenketchup Inhaltsstoffe unterzubringen, die auf der Basis gentechnisch veränderter Organismen hergestellt worden sind. Vom Glukosesirup aus Mais über die Stärke, die Zitronensäure bis hin zum Süßstoff sind Sie davor nicht sicher. Doch gentechnisch veränderte Tomaten gibt es im Moment wahrscheinlich keine. Sie sind zwar in den USA, in Kanada, Mexiko und Japan zugelassen, werden aber im Moment nicht angebaut und für den Markt produziert.

Wein

Wein ist ein Getränk, das aus dem vergorenen Saft der Weintrauben gemacht wird. Er enthält Alkohol, was bei übermäßigem Genuss zu einem Rausch führt. Alkohol macht das Getränk aber auch keimfrei und damit haltbar – in Zeiten, in denen das Trinken von Wasser oft mit gesundheitlichen Risiken verbunden ist, ein entscheidender Vorteil. Römische Legionäre wurden dazu angehalten, Wein dem Wasser vorzuziehen.

Die ältesten Belege für An- und Ausbau von Weintrauben sind achttausend Jahre alt und wurden in Gegenden gefunden, die heute im Iran, im Irak und in Georgien liegen. Von dort aus verbreitete sich die Kulturpflanze rund ums Mittelmeer, vor allem durch die römische Kolonisation. Die Römer brachten den Weinbau auch ins kühlere Mitteleuropa, schon im zweiten Jahrhundert unserer Zeitrechnung begann sich die Weinkultur an Rhein und Mosel zu entwickeln. Der am höchsten gelegene Weinberg befindet sich auf 1.600 Meter in Visperterminen im schweizerischen Kanton Wallis. Dort wird auf steilen Steinterrassen noch heute der Römerwein »Heida« angebaut.

Im christlich dominierten Europa hat Wein nicht nur eine kulturelle und eine hygienische Komponente. Das Bild vom Wein ist vielfach religiös geprägt. Überall, wo die Menschen ihr Leben Gott widmen, spielt auch Wein eine Rolle; viele Klöster bauen ihre Reben selbst an, denn Transport ist aufwendig und teuer. Im späten Mittelalter haben Weine aus diversen Regionen Europas einen guten Ruf an den Höfen und in den Häusern der reichen Bürger, so der Portwein oder der Sherry. Gleichzeitig beginnt sich das Gebiet rund um Bordeaux zu entwickeln. Ab Mitte des neunzehnten Jahrhunderts werden konsequent Appellationen geschaffen, für die schriftlich festgelegt wird, aus welchen Trauben und wie der Wein jeweils herzustellen ist.

Die Industrialisierung der Produktionsverhältnisse samt der damit verbundenen neuen Transportmöglichkeiten bringen den Weinbau aber schon bald in eine existenzielle Krise. Bis Ende des neunzehnten Jahrhunderts vernichten der Falsche Mehltau und vor allem die aus den USA eingeschleppte Reblaus speziell in Frankreich große Bestände.

Seine Globalisierung erlebt der Weinbau nach dem Zweiten Weltkrieg. Sowohl am Weinberg als auch im Weinkeller machen neue Technologien genaueres und effizienteres Arbeiten möglich. Neue Länder drängen mit ihren Produkten auf die Märkte. Mit großen Produktionen und zum Teil niedrigen Preisen machen die USA, Chile und Australien, später noch Südafrika, den Ländern Kerneuropas Konkurrenz. Zwischen der alten und der neuen Weinwelt entbrennt ein Streit über die richtige Art, Wein zu machen. Im Grunde dreht sich der Disput um die Frage, ob Wein ein Naturprodukt zu sein habe, das Jahr für Jahr einen anderen Charakter hat, oder ob man ihm mit Mittelchen und Mitteln zu Leibe rücken darf, um ihm unabhängig von Wetter und Bodenentwicklung den gleichen Geschmack zu verpassen. Dabei verläuft die Grenze zwischen beiden Lagern nicht immer entlang der Kontinente. Massenware aus Chile oder Spanien etwa schmeckt tatsächlich immer gleich – in jedem Jahr.

Die Chancen, einen Wein zu kaufen, der aus gentechnisch veränderten Reben gemacht worden ist, sind sehr gering, aber in den letzten Jahren etwas gestiegen. Mitte der Neunzigerjahre sorgten zunächst die unendlichen Möglichkeiten, die sich aufzutun schienen, für große Begeisterung: Keine Viren mehr und keine Pilze, alle Probleme des Weinbaus schienen auf einmal gelöst. In Deutschland zum Beispiel wurde 1999 ein auf zehn Jahre angelegter Versuch gestartet. 127 Reben wurden in Franken und in der Pfalz freigesetzt. Ihnen waren Gene der Gerste einmontiert worden, um sie gegen Mehltau und Grauschimmel resistent zu machen. Das Ergebnis: Nach fünfeinhalb Jahren brach man das Experiment ab, weil die Resistenzen auf dem herkömmlichen Weg der Züchtung schneller erzielt wurden. Andere Forschungen, die aber kommerziell derzeit nicht zum Einsatz kommen, beziehen sich auf einen erhöhten Zuckergehalt der Traube und auf ihre Toleranz gegen Frost. Neben Deutschland waren Frankreich und Italien auf dem Gebiet aktiv, weitere Forschungen gab es in den USA oder Südafrika. Bis heute findet kein kommerzieller Anbau mit GVO-Weinreben statt.

Nun ist es zwar einigermaßen beruhigend zu wissen, dass die Wahrscheinlichkeit gleich null ist, irgendwo auf der Welt Wein aus genmanipulierten Trauben zu finden. Aber Trauben sind nicht die einzige Zutat im Wein. Um aus Traubensaft Wein zu machen, sind allerlei Hilfsmittel im Einsatz. Und das ist das Feld, auf dem sich die Forschung tummelt. Die Ziele sind immer die gleichen. Es geht darum, chemische Prozesse verlässlicher zu machen, das Ergebnis vorhersagbar und damit den Wein abzukoppeln von der natürlichen Entwicklung, die für ihn typisch ist. Damit die Kosten für die Lagerung gesenkt werden können, müssen alle Prozesse schneller vollzogen werden. Jeder Weinbauer blickt neidisch aufs Beaujolais, wo die Winzer den Teil ihrer Ware, der sich für anspruchsvolle Weine nicht eignet, schon wenige Wochen nach der Lese losschlagen können – als Marketingattraktion namens Beaujolais Primeur oder Beaujolais nouveau.

Das wichtigste Mittel in der Weinproduktion ist die Hefe. Die Hefe bemächtigt sich des Zuckers in der aufgeplatzten Traube und verwandelt ihn in Alkohol. Der Schritt von den natürlichen Hefen hin zu gezüchteten brachte dem Weinbau zunächst vor allem eines: die Sicherheit, dass der Wein im Geschmack nicht ausreißt und planbar bleibt. Damit werden ihm allerdings auch wesentliche Entwicklungsmöglichkeiten genommen, er verflacht. Zur Bildung von Gerb- und Aromastoffen, die sonst auf natürlichem Weg entstehen würden, werden speziell bei roten Trauben Reinzuchthefen eingesetzt. Diese künstlichen Hefen schließen ebenfalls unerwartete Aromenbildung aus. In der EU sind gentechnisch veränderte Hefen bei der Herstellung von Wein nicht erlaubt, in den USA, Kanada und Moldawien allerdings schon. Inwieweit sie aber auch im Einsatz sind, ist nicht bekannt.

Enzyme werden zum Beispiel eingesetzt, um der Traube mehr Saft zu entlocken. Interessant ist außerdem die Aufgabe von Enzymen, Säuren zu produzieren, die Weinen, die in sehr sonnigen Gegenden der Erde wachsen, zu einer Spritzigkeit verhelfen, die sie auf natürlichem Weg bei so viel Wärme gar nicht erlangen können. Wer einen

Moselriesling mit seiner kalifornischen Schwestertraube vergleicht, wird ziemlich schnell verstehen, worum es geht. Enzyme müssen grundsätzlich nicht deklariert werden, gleich, ob sie gentechnisch hergestellt werden oder nicht. Das gilt auch für den Einsatz von Hefen, die auf der Basis gentechnisch veränderter Mikroorganismen gewonnen werden. Man geht davon aus, dass die Hefe ohnehin nicht in die Flasche gelangt, weil sie filtriert wird. Sowieso ist beim Produkt Wein nicht vorgesehen, eine Zutatenliste zu veröffentlichen. Eine qualitätsorientierte Gegenoffensive zu dieser legalisierten Panscherei ist die Vereinigung »Vignerons d'europe« (vigneronsdeurope.com), die Winzer um sich schart, die sich den alten handwerklichen Werten verpflichtet fühlen.

Gentech-Experimente hat es in den meisten großen Weinbau-Ländern gegeben. Jedes einzelne hat seine Forschungsinstitute, die staatlich betrieben oder gefördert sind, denn Wein ist stets Teil des nationalen Selbstverständnisses und bringt neben dem kulturellen Renommee auch noch Umsatz. Die Forschung wird sicherlich weiter betrieben. Auch wenn Frankreich den Anbau gentechnisch veränderter Organismen verboten hat, besteht dort der gleiche Druck wie in anderen Ländern, Weine als Marken aufzubauen und einander anzugleichen. Sortenreine Weine aus Chardonnay oder Cabernet Sauvignon werden in den nächsten Jahren immer ähnlicher schmecken und aussehen, ganz gleich, wo sie gewachsen sind. Man muss nicht zu pessimistisch sein, um zu vermuten, dass der Einsatz von Gentechnik dabei möglicherweise eine Rolle spielen wird.

Weizen

Weizen ist eine der wichtigsten Kulturpflanzen der Erde. Er ist neben Reis und Mais das am häufigsten geerntete Getreide und wächst auf allen Kontinenten. Wenn im christlich geprägten Raum »unser täglich Brot gib uns heute« gebetet wird, dann ist damit beinah ausschließlich das Korn aus der Ähre mit den kurzen Wimpern gemeint, das sich relativ einfach verarbeiten lässt, weil es leicht aus seiner Schale fällt.

In Mitteleuropa wird Weizenmehl gern mit anderen Sorten gemischt, und selbst ein klassisches deutsches Roggenbrot hat einen größeren Weizen- als Roggenanteil. In den meisten europäischen Ländern, aber auch in Amerika und vielen Gegenden Asiens dagegen werden Brote oft zu 100 % aus Weizen hergestellt.

Weizen ist aber nicht nur Brotgetreide. Aus Hartweizen werden weltweit Nudeln nach italienischer Art produziert. Und auch für die japanischen Udon- sowie die koreanischen Udongnudeln wird lediglich Weizenmehl gebraucht. In China, das für ein knappes Sechstel der Welternte verantwortlich ist, wird nicht nur Reis gegessen. Vielmehr wird im Norden Weizenmehl zum Beispiel für Teigklöße genommen. Auch als Graupen, Grütze und Gries wird das Korn verzehrt. Neben dem Sojaderivat Tofu ist Weizeneiweiß ein wichtiger Stoff für Fleischersatz in der vegetarischen Produktpalette, und außerdem lässt sich natürlich ein leckeres und nahrhaftes Bier damit brauen.

Seit mindestens siebentausend Jahren gibt es das Korn schon in der heutigen Form. Es entwickelte sich im westlichen Asien aus den Vorfahren Emmer und Einkorn, die heute noch in ökologisch arbeitenden Backstuben verwendet werden. Die imperialen Bestrebungen des antiken Griechenland und Roms waren für die Verbreitung des Weizens verantwortlich, aber erst im frühen zweiten Jahrtausend unserer Zeitrechnung begann sich Brot in Europa in der Form durchzusetzen, die wir heute kennen.

Nach dem Zweiten Weltkrieg wurde Weizen in den Aufschwungsökonomien Westeuropas immer stärker nachgefragt. Weißbrot, das lange als Speise der Reichen galt, war plötzlich erschwinglich und überholte den Roggen in der Gunst des Publikums. Die steigenden Erträge pro Hektar wurden dadurch erzielt, dass die Halme näher zueinander standen – und das war in erster Linie darauf zurückzuführen, dass durch den Einsatz von Herbiziden dem Unkraut der Garaus gemacht worden war. Mittlerweile hat der Verbrauch von Weizen in Europa den Ertrag überschritten, der jährlich hier erzielt wird.

So ist Weizen in den letzten Jahren mehr und mehr eine Ware geworden, die rund um den Erdball verschoben wird – was mitunter bittere Folgen hat. Aus Osteuropa wurde bereits Korn in die Lager Westeuropas verkauft, um kurz darauf für einen höheren Preis wieder die Rückreise anzutreten. Indien, ein Land, in dem Hunger herrscht, exportiert ebenfalls große Mengen Weizen nach Europa. Dabei könnten die Menschen im Land ihn sehr gut selber brauchen, in Form von Chapati und ähnlichen lokalen, aus Weizen gemachten Brotsorten.

Dass mehr und mehr Weizen in die Vergärung gelangt, um zu Bioethanol zu werden, der dem Benzin beigemischt wird, verschärft die Lage. Der Verbrauch von Erdöl soll reduziert werden, indem ein immer größer werdender Teil durch Brennstoff aus nachwachsenden Rohstoffen ersetzt wird. Doch wie soll diese Rechnung aufgehen? Die zur Verfügung stehenden Abbauflächen werden dringend für die Lebensmittelproduktion benötigt. In Deutschland und Österreich steht Weizen, der bald nach der Ernte geschrotet, mit Wasser versetzt und schließlich raffiniert wird, bei der Ethanolproduktion an erster Stelle.

Die Gentechnik schien für die Industrie der am nächsten liegende Weg zu sein, um auf die Herausforderungen zu reagieren, die sich aus der industrialisierten Landwirtschaft ergaben. Ein paar Zahlen zum Vergleich: Weltweit liegt die Ernte pro Hektar unter dreißig Dezitonnen (1 dt = 100 kg), in Deutschland hingegen werden beinahe achtzig Dezitonnen vom Acker geholt. Dass der Boden gezwungen wird, eng stehende Halme hervorzubringen, dies in teils gigantischen Monokulturen, führt zu den üblichen Problemen im Anbau dieser Art: Schädlinge und Pilze befallen die Pflanze, und je höher der Ertrag, desto höher die Anfälligkeit. Der Weizen kennt darüber hinaus noch einen anderen Feind, den Stinkbranderreger, dessen Wirkung sich zwar durch Gifte einschränken lässt, der aber im Biolandbau, wo nicht jedes Gift eingesetzt wird, die Ernte um bis zu 40 % dezimieren kann. Außerdem arbeiteten die Labore daran, den Glutengehalt des Weizenkorns zu erhöhen, um die Backeigenschaften zu verbessern, und daran, Hitzebeständigkeit oder Salztoleranz der Pflanze zu erhöhen, je nachdem, für welchen Boden sie zur Aussaat gedacht ist – in diesen Fällen waren das Ägypten (Hitze) und Australien (Salz).

Im Mai 2004 verkündete Monsanto, die weltweit führende Firma für gentechnisch manipuliertes Saatgut, dass sie ihre Erzeugung und Distribution von GVO-Weizen stoppen werde. Das war eine zunächst überraschende Nachricht: Warum zieht sich eine Firma, die die Durchsetzung ihrer GVO-Saaten beim Mais oder beim Raps mit aller Gewalt durchzieht, aus so einem riesigen Markt zurück? Bei näherer Betrachtung ist die Sache ganz einfach zu erklären.

Weizen hat auf der nördlichen Halbkugel eine andere Stellung als zum Beispiel Mais oder Soja, das Korn ist vielerorts einfach ein Synonym für Brot. Man kann es auch so sagen: Weizen ist heilig. Als im Spätherbst 2006 bekannt wurde, dass im Osten Deutschlands GVO-Weizen für die Ernte 2007 angebaut werden sollte, schlugen zuerst die Bäcker-Innungen Alarm. Sie wollten es ihren Mitgliedern nicht zumuten, sich der Kundschaft gegenüber zu genmanipuliertem Weizen erklären zu müssen. Wenn Hersteller diesen aber gar nicht erst verwenden wollen, hat der Verkäufer von GVO-Weizen natürlich einen schweren Stand. Bei Maisstärke oder Sojaöl, die in der Fabrik für Fertignahrung verwendet werden, sind die Wege von Produktion und Distribution verschlungener. Hier nimmt der Hersteller schlicht das, was ihm am billigsten angeboten wird.

Bei genmanipuliertem Weizen jedoch ist das anders. Die Organic Consumers Organisation, die einflussreichste Bio-Verbraucher-Lobby der USA, argumentierte folgerichtig gar nicht erst damit, dass der GVO-Weizen Grund und Boden in den USA verseuchen oder konventionelles Saatgut kontaminieren könnte. Sie überzeugte die Öffentlichkeit von seiner Schädlichkeit, indem sie ihr erklärte, dass er der US-Wirtschaft einen irreparablen Schaden zufügen könnte. Schließlich ist die USA der weltgrößte Exporteur des Korns.

Wurst

Wurst und Würste bezeichnen Fleisch, das nicht am oder als Stück serviert wird. Es ist eine Mischung aus Fleisch, Innereien, Speck, Salz und Gewürzen, lokale Traditionen haben aber noch diverse Erweiterungen dieser Vorgabe auf Lager. Man könnte auch sagen, dass Wurst eine Möglichkeit bietet, Fleischreste ebenso sinnvoll wie attraktiv neu zu verwerten. In den besten Fällen sind Würste tatsächlich eine große Delikatesse – wenn sie nach guten Rezepten, sorgfältig und verantwortlich gemacht werden. Ihren weithin schlechten Ruf verdankt die Wurst erstens der Tatsache, dass man wirklich alles hineingeben kann, was man sonst nicht los wird, und zweitens der Realität, dass nicht selten wirklich einiges an Mist Einlass findet in Natur- und Kunstdärme sowie Schraubgläser.

Schon vor unserer Zeitrechnung gehörten Würste zum kulinarischen Alltag. Dokumentiert sind sie aus Griechenland, und auch aus Rom ist bekannt, dass sie dort viele Anhänger hatten. Dort sollen tatsächlich mit Würsten gefüllte Schweine serviert worden sein. Die Zubereitung von Würsten war immer abhängig von kulturellen Normen oder von Lebensmittelgesetzen, die, einmal aufgeschrieben, nicht mehr verändert wurden. So war und ist die Verwendung bestimmten Fleisches oder der Einsatz von Tierblut hier und dort eingeschränkt oder verboten. In England wird heute noch Mehl in die Wurst gerührt, in Deutschland ist genau das verboten.

Die Wurst ist nicht ganz weltweit verbreitet, man kann ihre Präsenz immer an der kolonialen Expansion der europäischen Staaten festmachen. In China gibt es zwar eigene Interpretationen der Wurst, diese aber sind Übernahmen europäischer Modelle. In jenen Kontinenten und Gegenden, die von Europa aus kolonisiert worden sind, ist die Wurst heute dort zu finden, wo das kulturelle Leben europäisch durchdrungen wurde, also in Mittel- und Südamerika, aber auch im Libanon und in Südafrika, aber nicht im subsaharischen Afrika.

Im frühen Mittelalter begannen die Fleischer, einen Berufsstand zu entwickeln, der zuerst für die Gaststätten und dann auch für die privaten Haushalte produzierte. Bald hatten sich schon die drei wesentlichen Genres der Wurstherstellung entwickelt. In der Rohwurst wird eher grobes Grundmaterial durch Räuchern, Trocknen oder den Einsatz von Milchsäurebakterien zur Reifung und damit zur Haltbarkeit gebracht. Bekanntestes Beispiel ist die Salami. Die Brühwurst ist von anderem Kaliber. Was hier drin ist, ist so klein gemahlen, dass es als Brei in die Pelle kommt. Ein hoher Wasseranteil ist möglich. Die klassische Fleischwurst oder Lyoner gehört in diese Kategorie. Einige Bestandteile der Kochwurst schließlich sind schon im Kessel, bevor sie zusammen mit anderen Zutaten im Natur- oder Kunstdarm landen und noch einmal gemeinsam erhitzt werden. Das sind Schinken-, Speck- oder Zungenstücke, die mit gewürztem Blut zusammenkommen, oder Leber als Grundlage haben für die nach ihr benannte Wurst.

Im neunzehnten Jahrhundert hatten sich Traditionen und Sorten so weit ausdifferenziert, dass man von Appellationen reden konnte. Eine erste halbindustrielle Fertigung von Würsten entwickelte sich bis zum Ersten Weltkrieg, aber von einer echten Industrie kann man erst in der zweiten Hälfte des zwanzigsten Jahrhunderts reden. Die zahlreichen Metzgereibetriebe, die selbst ihre Wurst herstellten und verkauften, wurden bis heute zum Großteil verdrängt durch die Angebote der Industrie, die ihre Markenprodukte in die Kühlregale wie auch die Kühltheken der Supermärkte bringt. Aber wer danach sucht, findet auch noch den guten Metzgerbetrieb.

Die Gefahr, beim Verzehr von Wurst mit Gentechnik in Berührung zu kommen, ist sehr groß. Allein der niedrige Ladenpreis beim Fleisch legt die Annahme nahe, dass die Betriebe, in denen Tiere zur Schlachtung aufgezogen werden, mit jedem Cent rechnen müssen. Und wer das billigste Futtermittel erwirbt, landet automatisch bei der Ware, die auf den riesigen Feldern in Nord- und Südamerika wächst. Das gilt für den Mais, aber viel mehr noch für Soja. Nur die industrielle Landwirtschaft ist in der Lage, agrarische Billigware auf den Markt zu bringen, und nur die industrielle Landwirtschaft führt zu der Art von Problemen, die die Gentechnik zu bekämpfen versucht. Riesige Felder, so groß wie hundert oder tausend Fußballfelder, bieten ideal Verbreitungsbedingungen für Krankheiten und ziehen Schädlinge an. Diese wiederum rufen die Gentechnik auf den Plan, und die, in erster Linie zugeschnitten auf die Bedürfnisse der Farmer in den USA, in Kanada, in Argentinien und Brasilien, hält ihnen für eine Weile den Rücken frei bei genau diesen Problemen.

Intensive Viehwirtschaft in Europa findet fast immer statt auf der Basis der Ernährung mit importiertem Soja. Für Europa gilt die Formel, dass es unwahrscheinlich ist, konventionelle Wurstwaren einzukaufen, deren Fleisch nicht mit Genfuttermitteln erzeugt wurde.

Man begegnet hier wieder dem Problem der Kennzeichnungspflicht. Denn wie auch bei den Milcherzeugnissen müssen die Hersteller von Wurst nicht darauf hinweisen, dass das von ihnen verwendete Fleisch aus der Zucht von Genfood-Tieren stammt. Ein Hinweis auf der Wurstpackung würde den Verkauf nicht nach vorne bringen, Hersteller und Händler blieben auf der Ware sitzen. Das erkennt der Gesetzgeber an und lässt ihnen deshalb freie Hand in Sachen Nichtdeklaration. Bei Bioware darf konventionelles Futter nur in begründeten Ausnahmefällen verwendet werden, bedarf einer Genehmigung des jeweiligen Anbauverbandes und muss garantiert gentechnikfrei sein.

Bei konventionellen Wurstwaren ist es außerdem höchst wahrscheinlich, auf weitere Stoffe zu stoßen, die mithilfe der Gentechnik hergestellt werden. Milchzucker und Molkepulver, das als Milcheiweiß deklariert wird, sind Bestandteil vieler Brühwürste. Zuckerstoffe werden als Hilfsmittel für die farbliche Beständigkeit eingesetzt, dasselbe Einsatzgebiet hat die Ascorbinsäure. Als Emulgatoren eingesetzte Mono- und Diglyzeride finden sich in der Leberwurst und werden meistens aus Soja hergestellt. In vielen Mettwürsten ist neben Zucker auch Glukosesirup zu finden, oft aus Mais gewonnen. Und das Säuerungsmittel Glucono-delta-lacton wird zur Unterdrückung krankheitserregender Mikroorganismen in Wurst eingesetzt. Alle im Absatz genannten Zutaten können auf der Basis gentechnisch veränderter Hilfsmittel hergestellt werden. Deklariert werden muss das als Beigabe allerdings nicht.

Service

3

Lebensmittelindex

Alfalfa / Luzerne Wer Alfalfa-Sprossen für den Salat kauft, kann sicher sein, keine GVO-Ware zu erwerben. → S. 90

Äpfel Trotz aller Forschung sind keine GVO-Äpfel auf dem Markt. → S. 91

Aubergine Keine genmanipulierten Auberginen im Handel.

Avocado Im Moment besteht keine Gefahr, im Handel auf gentechnisch veränderte Ware zu stoßen.

Backhefe Frei von Gentechnik. → vgl. »Zusatz- und Hilfsstoffe«, S. 77

Backpulver Hier gibt es zwei Gefahren. Ein großer Teil besteht aus Stärke, die aus Maismehl hergestellt worden sein kann. Das ist zu kennzeichnen. Und Zitronensäure muss, wenn gentechnisch hergestellt, nicht gekennzeichnet werden.

Banane Die Forschung arbeitet an pilzresistenten Sorten, bis jetzt sind jedoch keine GVO-Bananen auf dem Markt.

Baumwolle Baumwollsaatöl ist ein viel verwendeter Bestandteil in der Nahrungsmittelproduktion, muss in der EU aber nur als Pflanzenöl gekennzeichnet werden. Wer im Supermarkt Baumwollsaatöl oder Cotton Seed Oil ausgewiesen sieht, hält ein Produkt in der Hand, das auch für den Nicht-EU-Raum produziert wird. Die wichtigsten Baumwollproduzenten China, USA und Indien bauen auch GVO-Baumwolle an. → S. 93

Bier Europäische Biere, die auf Gerstebasis entstehen, sind frei von Gentechnik. Jedes Bier, das mit Mais gebraut wird, steht hingegen unter Verdacht – und davon gibt es weltweit viele. → S. 97

Bohnen Bohnen sind gentechnikfrei.

Brot Mehlbehandlungsmittel und Enzyme auf der Basis gentechnisch veränderter Organismen sind sehr verbreitet. Wer sichergehen will, muss sich einen Bäcker seines Vertrauens suchen, dessen Zutatenliste transparent ist. → S. 100

Brühe & Brühwürfel Bestandteile aus Soja oder Mais, andere Fette und Enzyme können gentechnisch verändert sein.

Butter Kann hergestellt sein aus der Milch von Tieren, die mit gentechnisch verändertem Futter ernährt werden. Solche Fütterung muss nicht ausgewiesen werden.

Eier Die Fütterung von Geflügel mit gentechnisch verändertem Futter muss nicht gekennzeichnet werden.

Erbse Eine Zulassung von GVO-Erbsen steht derzeit nicht bevor. → S. 104

Erdbeere Keine gentechnisch veränderten Erdbeeren im Handel.

Erdnuss In den wichtigsten Anbauländern wird an GVO-Varianten gearbeitet, aber noch ist keine gentechnisch veränderte Ware im Handel. → S. 106

Essig Essig lässt sich aus vielen alkoholischen Getränken herstellen. Die Inhaltsstoffe dieser Grundlage können gentechnisch verändert sein.

Fertiggerichte Müllhalde für gentechnisch veränderten Unsinn aller Art. → vgl. »Fertignahrung und ihr Nutzen für die Gentechnik«, S. 71

Fisch Es kann nicht völlig ausgeschlossen werden, dass Fische aus intensiver Zucht schon gentechnisch verändert worden sind. In Fischkonserven findet man alles, was Fertiggerichte problematisch macht. → S. 110

Fleisch Gentechnisch veränderte Futtermittel aus Soja oder Mais sind in Europa weit verbreitet. Fleisch von Tieren, die so aufgezogen worden sind, muss nicht gekennzeichnet werden. → S. 114

Gelatine Meistens sind Schwarten und Knochen vom Schwein die wesentliche Grundlage der Gelatine. Sind die Tiere mit gentechnisch verändertem Futter ernährt worden, steckt es auch im Produkt. Und woraus Gelatine in Fertiggerichten besteht, muss nicht gekennzeichnet werden. → vgl. »Zusatz- und Hilfsstoffe«, S. 77

Gerste Das Korn ist Gegenstand der Forschung, aber gentechnisch veränderte Gerste befindet sich nicht im Handel.

Gurke, Zucchini, Kürbis In der EU ist keine gentechnisch veränderte Ware erhältlich, während in den USA sowohl der Kürbis als auch Squash, die US-Variante der Zucchini, als GVO-Varianten zugelassen sind.

Hafer Es gibt derzeit keinen gentechnisch veränderten Hafer.

Honig Honig, der Pollen aus gentechnisch veränderten Pflanzen enthält, muss in der EU derzeit nicht gekennzeichnet werden. → S. 118

Joghurt Reiner Joghurt kann aus Milch von Kühen hergestellt werden, die mit gentechnisch verändertem Futter ernährt werden. Das ist nicht kennzeichnungspflichtig. Fruchtjoghurts sind Fertiggerichte mit all ihren Problemen. Der Verzehr von Joghurt mit abführenden Zusatzstoffen läuft unter Medikamentenmissbrauch. → S. 121

Kaffee Kaffee ist frei von Gentechnik.

Kakao Frei von Gentechnik.

Kartoffel Wer Speisekartoffeln kauft, holt sich keine GVO-Ware nach Hause. Die Forschung arbeitete zuletzt eher an Stärkekartoffeln für die industrielle Produktion, und die werden nicht gegessen. → S. 125

Käse Milch von Kühen, die gentechnisch verändertes Futter erhalten, muss nicht gekennzeichnet werden. Lab kann auch gentechnisch hergestellt werden, was aber ebenfalls nicht gekennzeichnet werden muss. → *S. 133*

Kokosnuss Es sind keine gentechnisch veränderten Kokosnüsse auf dem Markt.

Kohl Es ist kein gentechnisch veränderter Kohl auf dem Markt.

Linse Derzeit keine GVO-Linsen im Handel.

Mais Mais ist der einzige Rohstoff in Europa, der gentechnisch verändert und legal vom Acker in die Industrie kommt und über den Umweg über das Tierfutter auch auf den Teller. Der bedeutendste Maisproduzent sind die USA mit 40 % der Weltproduktion, davon sind mehr als 80 % gentechnisch verändert. Derzeit kein Anbau in Deutschland, Frankreich, Griechenland, Italien, Luxemburg, Österreich, Polen, Ungarn und der Schweiz. → *S. 129*

Mango Keine Gentechnik im Spiel.

Margarine Margarine ist ein tiefes Loch für gentechnisch veränderte Rohstoffe. Beinah alle Öle, die am Weltmarkt Bedeutung haben, sind ihre Grundlage. Dazu kommen Lecithine, Säuren, Reste aus der Milchgewinnung und Aromen. In Margarine darf alles Schlechte eingerührt werden.

Melone Es sind keine gentechnisch veränderten Melonen auf dem Markt.

Milch Milch von Kühen, die gentechnisch verändertes Futter erhalten, ist nicht kennzeichnungspflichtig, daher wie jedes tierische Produkt potenziell mit GVO hergestellt. Als GVO-frei ausgewiesene Milch ist jedoch erhältlich. → *S. 133*

Möhre Möhren sind frei von Gentechnik.

Nudeln Wenn wirklich nur Weizen drin ist, sind Nudeln gentechnikfrei.

Olive Oliven sind frei von Gentechnik.

Palmöl Die Forschung setzt auf riesige Anbaugebiete und gentechnisch veränderte Saaten. Im Moment ist man noch sicher vor GVO-Palmöl. → *S. 137*

Papaya An der Papaya wird eifrig herumgeforscht. Die Einfuhr in die EU ist nicht erlaubt.

Paprika und Peperoni In der EU GVO-frei. Laut der industriefinanzierten Datenbank transgen.de soll es in China gentechnisch veränderte Paprika geben.

Pflaume Keine Gentechnik in den Früchten im Laden.

Pilze Pilze sind frei von Gentechnik.

Raps Die Öl- und Futterpflanze ist in Kanada, dem weltgrößten Produzenten, und den USA vorwiegend gentechnisch verändert auf dem Feld zu finden. In Europa ist im Moment kein GVO-Raps zugelassen. → *S. 140*

Reis Eines der am heftigsten beforschtesten Grundnahrungsmittel. Zwar werden immer wieder Reste von genmanipulierten Körnern im Handel gefunden, aber aktuell ist GVO-Reis nicht legal. → S. 144

Salat(e) Keine Gentechnik bei Kopfsalat, Lollo Rosso, Feldsalat und Co.

Schokolade Sojalecithin ist in praktisch allen Schokoladen enthalten und kennzeichnungspflichtig. In der EU findet man aber keinen Hinweis darauf, wenn das Ursprungsmaterial gentechnisch verändert ist. Milch kann von Tieren kommen, die mit GVO-Futter ernährt worden sind. Zucker und das künstliche Aroma Vanillin sind weitere GVO-Quellen. → S. 147, vgl. auch »Zusatz- und Hilfsstoffe«, S. 77.

Senf Keine Gentechnik drin.

Softdrinks Vor allem die Zuckerarten sind hier von Interesse. Glukosesirup kann aus gentechnisch verändertem Mais hergestellt sein, wie auch gewöhnlicher Zucker und der Süßstoff Aspartam, der zuweilen ebenfalls mit der Hilfe von gentechnisch veränderten Organismen entsteht. Auch Vitamin C und Zitronensäure können mit Mitteln der Gentechnik produziert werden. Nur der Einsatz von Glukosesirup und Zucker muss in dem Fall gekennzeichnet werden. → S. 150

Soja Die großen Sojaproduzenten USA, Brasilien und Argentinien produzieren mit gentechnisch verändertem Soja Futter für Europas Tiere. Die andere Hälfte des Sojas, die von dort nach Europa gelangt, wird von der Nahrungsmittelindustrie eingesetzt. Es findet allerdings so gut wie keine Kennzeichnung von GVO-Soja als Zutat statt. Soja wird in Fertiggerichten und in Derivaten wie Tofu verwendet, aber auch in der Süßwarenindustrie. → S. 153

Sonnenblume Sonnenblumenöl und Sonnenblumenkerne sind nicht gentechnisch verändert. → S. 157

Speiseöle Die Ölpflanzen Baumwolle, Erdnuss, Mais, Ölpalme, Raps, Soja und Sonnenblume: siehe Einzelkapitel. Distel-, Kokos-, Oliven- und Leinöl werden aus Organismen hergestellt, die nicht gentechnisch verändert worden sind.

Süßkartoffel Gentechnikfrei.

Süßwaren Die Zuckerarten können gentechnisch verändert sein. Sojalecithin ist in praktisch allen Schokoladen enthalten und kennzeichnungspflichtig. In der EU findet man aber keinen Hinweis darauf, dass das Ursprungsmaterial gentechnisch verändert ist. → S. 161

Tee Schwarzer, grüner und weißer Tee sind gentechnikfrei.

Tomate Tomaten sind nicht gentechnisch verändert auf dem Markt. → S. 158

Trauben Pilzresistente Reben sind seit langer Zeit ein Ziel der Forschung. Die kommerzielle Zulassung steht aber noch aus.

Wein Enzyme, die der geschmacklichen Entwicklung auf die Sprünge helfen, sind international im Einsatz und müssen nicht auf dem Etikett stehen. → *S. 165*

Weizen Gentechnisch veränderter Weizen ist nicht auf dem Markt. → *S. 168*

Wurst Über das Tierfutter kommt die Gentechnik in die Wurst. Außerdem über Milchprodukte, Glutamate, Geschmacksverstärker, Aromen, Ascorbinsäure, Zucker und Stärke. → *S. 171*

Zitrusfrüchte Es gibt viel Forschung, aber keine kommerzielle Zulassung.

Zuckerrohr Zuckerrohr ist derzeit gentechnikfrei.

Zuckerrübe Gentechnisch veränderte Zuckerrüben werden seit 2008 in den USA angebaut.

Zwiebeln, Knoblauch, Lauch Keine GVO-Pflanzen in Sicht.

Trotz sorgfältiger Recherchen erhebt die folgende Zusammenstellung regionaler wie überregionaler Initiativen, Stiftungen und Verbände keinen Anspruch auf Vollständigkeit. Änderungswünsche und Korrekturen bitte an genfood@orange-press.com.

Adressen

Deutschland | regional (nach PLZ)

Aktionsbündnis für gentechnikfreie Landwirtschaft in Sachsen
✉ Dresdner Straße 13a, 01737 Tharandt
☎ 035203-318 16
🖰 koordination@sachsen-gentechnikfrei.de
www.sachsen-gentechnikfrei.de

fair-handeln-mv.de
✉ Wiesenstr. 73, 17489 Greifswald
☎ 03834-85 57 33
🖰 farbraum@web.de
www.fair-handeln-mv.de

Verbraucherzentrale Sachsen e.V.
✉ Brühl-Center, Brühl 34-38, 04109 Leipzig
☎ 0341-69 62 90
🖰 vzs@vzs.de
www.verbraucherzentrale-sachsen.de

Ökolöwe Leipzig
✉ Bernhard-Göring-Straße 152, 04277 Leipzig
☎ 0341-306 51 85
🖰 info@oekoloewe.de
www.oekoloewe.de

Verbraucherzentrale Sachsen-Anhalt e.V.
✉ Steinbockgasse 1, 06108 Halle
☎ 0345-298 03 29
🖰 vzsa@vzsa.de
www.vzsa.de

Aktionsbündnis für gentechnikfreie Landwirtschaft in Oberhavel
✉ Erika Schulz, Dorfkern 5c,16766 Kremmen
☎ 033051-257 09
🖰 erika-schulz@t-online.de

0

1

1

Aktionsbündnis für gentechnikfreie
Landwirtschaft Berlin Brandenburg
✉ Brunnenstr. 4, 10119 Berlin
☎ 030-685 80 30
🖱 kontakt@gentechnikfreies-brandenburg.de
www.gentechnikfreies-brandenburg.de

Verbraucherzentrale Berlin e.V.
✉ Hardenbergplatz 2, 10623 Berlin
☎ 030-21 48 50
🖱 mail@verbraucherzentrale-berlin.de
www.verbraucherzentrale-berlin.de

Verbraucherzentrale Brandenburg e.V.
✉ Templiner Str. 21, 14473 Potsdam
☎ 0331-29 87 10
🖱 info@vzb.de | www.vzb.de

Felder ohne Gentechnik im Fläming
✉ Deutsch-Bork 37, 14822 Linthe (Ortsteil Deutsch-Bork)
☎ 033748-703 85
🖱 symbolvr@flaeminGENein.de | www.flaeminGENein.de

Freienwalder Initiative zum Schutz vor Grüner Gentechnik
✉ Haus der Naturpflege e.V.
   Dr.-Max-Kienitz-Weg 2, 16259 Bad Freienwalde
☎ 03344-35 82
🖱 oderbruchpavillon.de/initiativen/gentechnik/gentechnik.htm

Barnimer Aktionsbündnis gegen Gentechnik
✉ c/o Grünbär Naturkost, Berliner Str. 52, 16321 Bernau
🖱 gengruppe@dosto.de | www.dosto.de/gengruppe

Bürgerinitiative »Demminer Land – gentechnikfrei«
✉ Postfach 1111, 17156 Dargun
☎ 039996-79 98 44

Neue Verbraucherzentrale
in Mecklenburg und Vorpommern e.V.
✉ Strandstr. 98, 18055 Rostock
☎ 0381-208 70 50
🖱 info@nvzmv.de | www.nvzmv.de

Verbraucherzentrale Hamburg e.V.
✉ Kirchenallee 22, 20099 Hamburg
☎ 040-24 83 20
🖰 info@vzhh.de | www.vzhh.de

Initiative gentechnikfreie Metropolregion Hamburg
✉ Ochsenwerder Norderdeich 50, 21037 Hamburg
☎ 040-73 71 21 71
🖰 info@sannmann.de | www.hamburg-gentechnikfrei.de

Bündnis für gentechnikfreie Landwirtschaft
Niedersachsen, Bremen, Hamburg
✉ c/o Arbeitsgemeinschaft bäuerliche Landwirtschaft
   Heiligengeiststr. 28, 21335 Lüneburg
☎ 04131-40 07 20 | 🖰 gentechnikfreie-regionen@abl-ev.de

Aktionsbündnis für gentechnikfreie
Landwirtschaft in Schleswig-Holstein
✉ Hansastraße 48, 24103 Kiel
☎ 0431-32 49 67
🖰 wiebke.freudenberg@t-online.de | www.gentechnikfrei-sh.de

Verbraucherzentrale Schleswig-Holstein e.V.
✉ Andreas-Gayk-Straße 15, 24103 Kiel
☎ 0431-59 09 90
🖰 info@verbraucherzentrale-sh.de
   www.verbraucherzentrale-sh.de

Sambucus e.V.
✉ Auf der Worth 34, 27389 Vahlde
☎ 04267-82 43
🖰 info@sambucus.org
   www.sambucus.org

Verbraucherzentrale Bremen e.V.
✉ Altenweg 4, 28195 Bremen
☎ 0421-16 07 77
🖰 info@vz-hb.de | www.verbraucherzentrale-bremen.de

Arbeitskreis für gentechnikfreie Lebensmittel Ottersberg/Oyten
✉ Verdener Str. 54, 28870 Ottersberg
☎ 04205-77 90 10 | 🖰 h.wefers@gmx.net

Adressen
Deutschland
☎ +49

3

Verbraucherzentrale Niedersachsen e.V.
⊠ Herrenstr. 14, 30159 Hannover 1
☎ 0511-91 19 60
🖰 info@vzniedersachsen.de
www.verbraucherzentrale-niedersachsen.de

Projektwerkstatt Saasen
⊠ Ludwigstr. 11, 35447 Reiskirchen-Saasen
☎ 06401-90 32 83
🖰 saasen@projektwerkstatt.de | www.projektwerkstatt.de

Zivilcourage Vogelsberg
⊠ Windhäuserstr. 23, 36318 Schwalmtal
☎ 06630-918 03 13
🖰 www.zivilcourage-vogelsberg.de

kws gentechnikfrei
⊠ Walburgerstr. 43, 37213 Witzenhausen
🖰 kontakt@kws-gentechnikfrei.de
www.kws-gentechnikfrei.de

Gentechnikfreie Landwirtschaft Harzkreis
⊠ Rosenwinkel 8, 38820 Halberstadt
☎ 03941-56 75 07
🖰 info@gentechnikfrei-harzkreis.de | www.ighz.de

Aktionsbündnis
»Keine Gentechnik auf Sachsen-Anhalts Feldern«
⊠ Olvenstedter Str. 10, 39108 Magdeburg
☎ 0391-563 07 80
🖰 info@bund-sachsen-anhalt.de
www.bund-sachsen-anhalt.de

Bürgerinitiative gentechnikfreies Südniedersachsen
☎ 05563-96 02 40
🖰 info@gentechnikfreies-suedniedersachsen.de
www.gentechnikfreies-suedniedersachsen.de

4

Verbraucherzentrale Nordrhein-Westfalen e.V.
⊠ Mintropstr. 27, 40215 Düsseldorf
☎ 0211-380 90
🖰 vz.nrw@vz-nrw.de | www.vz-nrw.de

Aktionsbündnis für gentechnikfreie Landwirtschaft in Nordrhein-Westfalen
✉ Merowingerstraße 88, 40225 Düsseldorf
☎ 0211-302 00 50
🖰 bund.nrw@bund.net | www.bund-nrw.de

Netzwerk Borken ohne genmanipulierten Mais
✉ Jerichostraße 30, 46399 Bocholt
☎ 02861-890 63 94
🖰 gen-mais-frei@gmx.de | www.borken-ohne-genmais.de

Krefelder Appell für eine gentechnikfreie Kommune
✉ Elisabethstr. 41, 47799 Krefeld
☎ 02151-326 51 02
🖰 ch.ehrhardt@web.de

Initiative gentechnikfreier Westerwald
✉ Achtermannstr. 10-12, 48143 Münster
☎ 0251-51 19 26
🖰 rlm-ms@web.de | www.sauberbleiben-ms.de

Aktionsbündnis keine Gentechnik in der Landwirtschaft Mönchengladbach
✉ Großheide 1, 41063 Mönchengladbach
☎ 02161-859 26 | 🖰 martin.hahnen@gmx.de

Verbraucherzentrale Rheinland-Pfalz e.V.
✉ Ludwigstraße 6, 55116 Mainz
☎ 06131-284 80
🖰 info@vz-rlp.de | www.vz-rlp.de

Bündnis für eine gentechnikfreie Landwirtschaft in Rheinland-Pfalz und Saarland
✉ Rüdesheimer Str. 68, 55545 Bad Kreuznach
☎ 0671-845 97 57 | 🖰 ulrike.rippel-rp@bioland.de

Initiative gentechnikfreier Westerwald Raum Montabaur/Westerburg/Limburg und Altenkirchen/Hachenburg
✉ Bahnhofstr. 14, 56414 Wallmerod
☎ 06435-91 32 51
🖰 post@gentechnikfreier-westerwald.de
www.gentechnikfreier-westerwald.de

Adressen Deutschland ☎ +49

5 Informationsstelle gentechnikfreie Landwirtschaft NRW
bei der AbL NRW e.V.
✉ Bahnhofstraße 31, 59065 Hamm
☎ 02381-905 31 70
🖱 nrw@abl-ev.de
www.gentechnikfrei-nrw.de

6 Verbraucherzentrale Hessen e.V.
✉ Große Friedberger Str. 13-17, 60313 Frankfurt
☎ 01805-97 20 10
🖱 vzh@verbraucher.de | www.verbraucher.de

Aktionsbündnis »Keine Gentechnik
auf Hessens Feldern und in Hessens Lebensmitteln«
✉ Triftstr. 47, 60528 Frankfurt
☎ 069-67 73 76 12
🖱 michael.rothkegel@bund-hessen.de

Zivilcourage Wetterau
Menschen für eine gentechnikfreie Region Wetterau
✉ Hanauer Str. 31, 61169 Friedberg
☎ 06031-161 54 13
🖱 juergen.hutfiels@t-online.de
www.zivilcourage-wetterau.de

Verbraucherzentrale Saarland e.V.
✉ Haus der Beratung, Trierer Straße 22, 66111 Saarbrücken
☎ 0681-50 08 90
🖱 vz-saar@vz-saar.de | www.vz-saar.de

BürGenLand
Bürger für eine gentechnikfreie Landwirtschaft in der Kurpfalz
✉ Hauptstr. 3, 69221 Dossenheim
☎ 0622-86 08 66
🖱 bund.dossenheim@bund.net
www.buergenland.de

7 Verbraucherzentrale Baden-Württemberg e.V.
✉ Paulinenstraße 47, 70178 Stuttgart
☎ 0711-66 91 74, 0711-66 91 50
🖱 manthey@verbraucherzentrale-bawue.de
www.vz-bawue.de

GVO-freie Anbauregion Reutlingen/Neckar-Alb
⊠ Kreisbauernverband Reutlingen e.V.
Postfach 1205, 72522 Münsingen
☎ 07381-938 90
✆ info@gentechnikfreie-anbauregion-rt.de
www.gentechnikfreie-anbauregion-rt.de

Landfrauen Württemberg-Baden e.V.
⊠ Etterstr. 36, 73252 Lenningen
☎ 07026-40 92
✆ fleischle-jaudas@t-online.de
www.landfrauen-bw.de

Aktionsbündnis Gentechnikfreie Region Ostalb
⊠ Stuttgarter Str. 48, 73430 Aalen
☎ 07361-555 97 73
✆ info@gfr-ostalb.de | www.gfr-ostalb.de

**Aktionsbündnis »Gentechnikfreie
Landwirtschaft in Baden-Württemberg«**
⊠ Schelztorstr. 49, 73728 Esslingen
☎ 0711-55 09 39 48
✆ birgit.esslinger@bioland.de
www.gentechnik-freie-landwirtschaft.de

**Beratungsdienst Ökologischer
Landbau Schwäbisch-Hall e.V.**
⊠ Eckartshäuserstr. 41, 74532 Ilshofen
☎ 07904-700 72 01
✆ mhaugstaetter@bio-beratung.de

Bündnis gentechnikfreies Hohenlohe
⊠ Raiffeisenstr. 7, 74549 Wolpertshausen
☎ 07904-97 97 67
✆ fritz@gentechnikfreies-hohenlohe.de
www.gentechnikfreies-hohenlohe.de

**Kampagne »Mein Acker bleibt gentechnikfrei«
Evangelisches Bauernwerk in Württemberg**
⊠ 74638 Waldenburg-Hohebuch
☎ 07942-107 33
✆ c.dirscherl@hohebuch.de | www.hohebuch.de

7

BUND e.V. Regionalverband Mittlerer Oberrhein
✉ Waldhornstr. 25, 76131 Karlsruhe
☎ 0721-35 85 82
🖱 BUND.mittlerer-oberrhein@bund.net

BUND e.V. Regionalbüro Pfalz
✉ Annweilerstr. 20, 76829 Landau
☎ 06341-38 16 71
🖱 suedpfalz.bund-rlp.de

Forum Pro Schwarzwaldbauern
✉ Uhlbachweg 5, 78112 St. Georgen-Oberkirnach
☎ 07724-79 92
🖱 spittelhof@t-online.de | www.forumproschwarzwaldbauern.de

Initiative Gentechnikfreie Bodenseeregion
✉ Bodensee-Stiftung, Fritz-Reichle-Ring 4, 78315 Radolfzell
☎ 07732-99 95 41
🖱 patrick.troetschler@bodensee-stiftung.org
www.bodensee-stiftung.org

LandFrauen Süd-Baden
✉ Friedrichstr. 41, 79098 Freiburg
☎ 0761-271 33 28
🖱 landfrauenverband@blhv.de
www.landfrauenverband-suedbaden.de

Aktionsbündnis gentechnikfreie Region Oberrhein
✉ Am oberen Kirchweg 3, 79258 Hartheim
☎ 07633-92 98 54
🖱 agroco@gmail.com | www.aktionsbuendnis.net/oberrhein

8

Verbraucherzentrale Bayern e.V.
✉ Mozartstraße 9, 80336 München
☎ 089-53 98 70
🖱 info@verbraucherzentrale-bayern.de
www.verbraucherzentrale-bayern.de

AgroGentechnikfreie Region Weilheim-Schongau
✉ Prälatenweg 2, 82398 Polling
☎ 0881-493 09
🖱 www.gentechnikfreie-region-weilheim-schongau.de

Zivilcourage Bad Tölz Wolfratshausen
✉ Dorfstr. 9, 82541 Degerndorf
☎ 08171-103 09
🖰 annelies@zivilcourage-bad-toelz-wolfratshausen.de
www.zivilcourage-toel-wor.de

Zivilcourage Rosenheim
✉ Hochgernstr. 4, 83139 Söchtenau
☎ 08055-91 28
🖰 info@zivilcourage.ro | www.zivilcourage.ro

Gentechnikfreie Region Chiemgau-Inn-Salzach
✉ Weiding 3, 83308 Trostberg
☎ 08621-80 61 33
🖰 julereimann@web.de
www.chiemgau-inn-salzach.de

Gentechnikfreie Anbauregion Erding
✉ Dr.-Ulrich-Weg 3, 85435 Erding
☎ 08122-94 53 90
🖰 erding@bayerischerbauernverband.de
www.gentechnikfreie-anbauregion-erding.de

**Initiative Gentechnikfreie Anbauregion
Bodensee-Allgäu-Oberschwaben**
✉ Friedhagerstr. 49, 88239 Primisweiler
☎ 07528-78 40
🖰 barbara_endrass@web.de
www.genfrei-sued.de

agravivendi GmbH
✉ Projektbüro für internationale Agrarkultur
Heiligenstr. 52, 88662 Überlingen
☎ 07551 912 00
🖰 info@agravivendi.org | www.agravivendi.org

Bündnis für eine gentechnikfreie Region um Ulm
✉ BUND Umweltzentrum
Pfauengasse 28, 89073 Ulm
☎ 0731-666 95
🖰 bund.ulm@bund.net
www.genfrei-ulm.de

Bund Naturschutz in Bayern e.V. – Kreisgruppe Nürnberg
✉ Endterstraße 14, 90459 Nürnberg
☎ 0911-45 76 06
🖰 info@bund-naturschutz-nbg.de
www.gentechnikanbaufreiesnuernberg.de

Bündnis Bayern
für gentechnikfreie Natur und Landwirtschaft
✉ Endterstr. 14, 90471 Nürnberg
☎ 0911-45 76 06 | 🖰 info@bund-naturschutz-nbg.de

Bündnis gentechnikfreier
Landkreis Roth und Stadt Schwabach
✉ Sandgasse 1, 91154 Roth
☎ 09171-638 86
🖰 info@zivilcourage-roth-schwabach.de
www.zivilcourage-roth-schwabach.de

Bündnis gentechnikfreier Landkreis Neumarkt
✉ Rainbügl 4b, 92318 Neumarkt
🖰 ruthdorner@gmx.de | www.zivilcourage-neumarkt.de

Initiative Oberpfalz Gentechnikfrei
✉ Förderbund für ökologische Regionalentwicklung
in der nördlichen Oberpfalz e.V., Ziegelhütte 4, 92690 Pressath
☎ 09644-62 64
🖰 koeferl@oekro.de | www.oekro.de/genfrei

Aktionsbündnis Gentechnikfreie Region Main-Tauber
✉ Heckenrosenweg 14, 97947 Grünsfeld
☎ 09346-92 90 16
🖰 afgerstner@t-online.de | www.gegen-gen.de

Verbraucherzentrale Thüringen e.V.
✉ Eugen-Richter-Str. 45, 99085 Erfurt
☎ 0361-55 51 40
🖰 info@vzth.de | www.vzth.de

Thüringer Ökoherz e.V.
✉ Wohlsborner Str. 2, 99427 Weimar/Schöndorf
☎ 03643-43 71 28
🖰 info@oekoherz.de | www.oekoherz.de

Arbeitsgemeinschaft bäuerliche Landwirtschaft e.V. (AbL)
✉ Bahnhofstraße 31, 59065 Hamm
☎ 02381-905 31 71
🖰 jasper@abl-ev.de | www.abl-ev.de

Assoziation biologisch-dynamischer Pflanzenzüchter e.V. (ABDP)
✉ Darzau Hof 1, 29490 Darchau
☎ 05853-13 97 | 🖰 abdp@abdp.org | www.abdp.org

Bingenheimer Saatgut AG
✉ Kronstr. 24-26, 61209 Echzell-Bingenheim
☎ 06035-189 90
🖰 info@bingenheimersaatgut.de | www.bingenheimersaatgut.de

Biokreis e.V.
Verband für ökologischen Landbau und gesunde Ernährung
✉ Stelzlhof 1, 94034 Passau
☎ 08501-75 65 00
🖰 info@biokreis.de | www.biokreis.de

Bioland e.V.
✉ Kaiserstr. 18, 55116 Mainz
☎ 06131-23 97 90
🖰 info@bioland.de | www.bioland.de

Biopark e.V.
✉ Rövertannen 13, 18273 Güstrow
☎ 03843-24 50 30
🖰 info@biopark.de | www.biopark.de

Bio-Ring Allgäu e.V.
✉ Untere Eicher Str. 3, 87435 Kempten
☎ 0831-227 90
🖰 Info@bioring-allgaeu.de | www.bioring-allgaeu.de

BUKO Kampagne gegen Biopiraterie
✉ c/o Informationsbüro Nicaragua
   Deweerthstraße 8, 42107 Wuppertal
🖰 info@biopiraterie.de | www.biopiraterie.de

BUKO Agrar Koordination & FIA e.V.
✉ Nernstweg 32-34, 22765 Hamburg
☎ 040-39 25 26
🖱 info@bukoagrar.de | www.bukoagrar.de

BUND – Bund für Umwelt- und Naturschutz Deutschland e.V.
✉ Am Köllnischen Park 1, 10179 Berlin
☎ 030-275 86 40
🖱 bund@bund.net | www.bund.net

Bund ökologische Lebensmittelwirtschaft (BÖLW)
✉ Marienstr. 19-20, 10117 Berlin
☎ 030-28 48 23 00 | 🖱 info@boelw.de | www.boelw.de

Demeter e.V.
✉ Brandschneise 1, 64295 Darmstadt
☎ 06155-84 69 50
🖱 info@demeter.de | www.demeter.de

Deutscher Bauernbund
✉ Adelheidstr. 1, 06484 Quedlinburg
☎ 03946-70 89 06
🖱 bauernbund@t-online.de | www.bauernbund.info

Deutscher Berufs- und Erwerbs-Imker Bund (DBIB)
✉ Hofstatterstr. 22a, 86919 Utting am Ammersee
☎ 08806-92 45 09
🖱 info@berufsimker.de | www.berufsimker.de

Dreschflegel e.V.
✉ Sabine Marten, In der Aue 31, 37202 Witzenhausen
☎ 05542-50 51 48
🖱 verein-dreschflegel@gmx.net | www.dreschflegel-verein.de

Europäischer Berufsimkerbund (EPBA)
✉ Tutzingerstr. 10, 82402 Seeshaupt
☎ 08801-394 | 🖱 walter.haefeker@berufsimker.de

Eurotoques Stiftung
✉ Winnender Straße 12, 73667 Kaisersbach-Ebni
☎ 07184-291 81 12
🖱 info@eurotoques-stiftung.de | www.eurotoques.de

Fachverband Biogas e.V.
✉ Angerbrunnenstr. 12, 85356 Freising
☎ 08161-98 46 60
⌦ info@biogas.org | www.biogas.org

FiBL Deutschland
Forschungsinstitut für biologischen Landbau
✉ Galvanistr. 28, 60486 Frankfurt
☎ 069-71 37 69 90
⌦ info.deutschland@fibl.org | www.fibl.org

Gäa – Vereinigung ökologischer Landbau
✉ Arndtstraße 11 | 01099 Dresden
☎ 0351-401 23 89
⌦ info@gaea.de | www.gaea.de

GEH
Gesellschaft zur Erhaltung alter und bedrohter Haustierrassen e.V.
✉ Eschenbornrasen 11, 37213 Witzenhausen
☎ 05542-18 64
⌦ info@g-e-h.de | www.g-e-h.de

Gendreck weg
✉ Maurenstr. 9, 38300 Wolfenbüttel
☎ 0175-866 67 69
⌦ aktion@gendreck-weg.de | www.gendreck-weg.de

GENET
☎ 0531-516 87 46 (Hartmut Meyer)
⌦ news@genet-info.org | www.genet-info.org

Gen-ethisches Netzwerk e.V.
✉ Brunnenstr. 4, 10119 Berlin
☎ 030-44 00 85 08
⌦ gen@gen-ethisches-netzwerk.de
www.gen-ethisches-netzwerk.de

Gentechnikfreies Europa e.V. (GE)
✉ Postfach 310307, 80103 München
☎ 0170-185 74 24
⌦ office@gentechnikfreies-europa.eu
www.gentechnikfreies-europa.eu

Greenpeace e.V.
✉ Große Elbstr. 39, 22767 Hamburg
☎ 040-30 61 81 00
🖱 mail@greenpeace.de | www.greenpeace.de

IG Saatgut
Interessengemeinschaft für gentechnikfreie Saatgutarbeit
✉ Hohe Str. 9, 30449 Hannover
☎ 0511-924 00 18 37
🖱 info@ig-saatgut.de | www.ig-saatgut.de

Informationsdienst Gentechnik
✉ Marienstr. 19-20, 10117 Berlin
☎ 030-28 48 23 04
🖱 info@keine-gentechnik.de | www.keine-gentechnik.de

Kein Patent auf Leben
✉ Frohschammerstraße 14, 80807 München
🖱 rtippe@keinpatent.de | www.keinpatent.de

Koordinationsstelle Gentechnikfreie Regionen
✉ Heiligengeiststr. 28, 21335 Lüneburg
☎ 04131-40 07 20
🖱 gentechnikfreie-regionen@abl-ev.de
www.gentechnikfreie-regionen.de

Mellifera e.V.
Vereinigung für wesensgemäße Bienenhaltung
✉ Lehr- und Versuchsimkerei Fischermühle, 72348 Rosenfeld
☎ 07428-945 24 90
🖱 mail@bienen-gentechnik.de | www.bienen-gentechnik.de

Michael Succow Stiftung zum Schutz der Natur
✉ Grimmer Str. 88, 17489 Greifswald
☎ 03834-775 46 23
🖱 badura-wichtmann@succow-stiftung.de
www.succow-stiftung.de

NABU – Naturschutzbund Deutschland e.V.
✉ Charitéstraße 3, 10117 Berlin
☎ 030-284 98 40
🖱 nabu@nabu.de | www.nabu.de

Naturland – Verband für ökologischen Landbau e.V.
✉ Kleinhaderner Weg 1 | 82166 Gräfelfing
☎ 089-898 08 20
🖱 naturland@naturland.de
www.naturland.de

Netzwerk Imker für gentechnikfreie Regionen
✉ Mühlhagener Weg 13, 58513 Lüdenscheid
☎ 02351-128 04
🖱 urohlmann@aol.com
www.imker-fuer-gentechnikfreie-regionen.de

Ökologischer Ärztebund e.V.
Deutsche Sektion der
International Society of Doctors for the Environment (ISDE)
✉ Frielinger Str. 31, 28215 Bremen
☎ 0421-498 42 51
🖱 oekologischer.aerztebund@t-online.de
www.oekologischer-aerztebund.de

Schweisfurthstiftung
✉ Südliches Schlossrondell 1, 80638 München
☎ 089-179 59 50
🖱 info@schweisfurth.de
www.schweisfurth.de

SlowBaking – Backen mit Zeit für Geschmack e.V.
✉ Ammerländer Heerstraße 231, 26129 Oldenburg
☎ 0441-97 16 24 91
🖱 info@slowbaking.de
www.slowbaking.de

Slow Food e.V.
✉ Wilhelmstraße 22, 71638 Ludwigsburg
☎ 07141-992 09 72
🖱 www.slowfood.de

Stiftung Ökologie & Landbau (SÖL)
✉ Weinstraße Süd 51, Postfach 1516, 67089 Bad Dürkheim
☎ 06322-98 97 00
🖱 info@soel.de
www.soel.de

Umweltinstitut München e.V.
⊠ Landwehrstr. 64a, 80336 München
☎ 089-307 74 90
🖱 info@umweltinstitut.org
www.umweltinstitut.org

VEN Verein zum Erhalt der Nutzpflanzenvielfalt e.V.
⊠ Ursula Reinhard
Sandbachstraße 5, 38162 Schandelah
☎ 05306-14 02
🖱 ven.nutz@gmx.de
www.nutzpflanzenvielfalt.de

Verband katholisches Landvolk
⊠ Jahnstr. 30, 70597 Stuttgart
☎ 0711-979 11 17
🖱 schleicher@landvolk.de
www.landvolk.de

Verbund Ökohöfe
⊠ Windmühlenbreite 25d, 39164 Wanzleben
☎ 039209-537 99
🖱 verbund-oekohoefe@t-online.de
www.verbund-oekohoefe.de

Vignerons d'Europe
🖱 j.gebser@slowfood.it
www.vigneronsdeurope.com

Zukunftsstiftung Landwirtschaft / Save our seeds
⊠ Marienstr. 19, 10117 Berlin
☎ 030-24 04 71 46
🖱 info@saveourseeds.org
www.saveourseeds.org

Österreich

Aktionskomitee für natürliches Wirtschaften
✉ Am Arlandgrund 35, 8045 Graz
☎ 0664-73 55 45 81 (Manfred Grössler)
🖰 info@gentechnik-expertenforum.at

ARCHE NOAH
Gesellschaft für die Erhaltung der Kulturpflanzenvielfalt
und ihre Entwicklung
✉ Obere Str. 40, 3553 Schiltern
☎ 02734-86 26
🖰 info@arche-noah.at | www.arche-noah.at

ARGE Biofisch
🖰 office@biofisch.at | www.biofisch.at

ARGE Gentechnikfrei
✉ Schottenfeldgasse 20, 1070 Wien
☎ 01-904 40 54
🖰 kontakt@gentechnikfrei.at | www.gentechnikfrei.at

ARGE Ja zur Umwelt, nein zur Atomenergie
✉ Pasettistr. 89/12, 1200 Wien
☎ 01-332 61 06
🖰 arge@arge-ja.at | www.arge-ja.at

BIO AUSTRIA
Büro Wien
✉ Theresianumgasse 11, 1040 Wien
☎ 01-403 70 50
🖰 office@bio-austria.at | www.bio-austria.at

BIONIERE Österreichs
☎ 02236-419 08
🖰 info@bioniere.org | www.bioniere.org

ERDE & SAAT Bioverband
✉ Polsing 10, 4072 Alkoven
☎ 07274-201 69
🖰 kontakt@erde-saat.at | www.erde-saat.at

FiBL Österreich
Forschungsinstitut für biologischen Landbau
✉ Seidengasse 33-35/13, 1070 Wien
☎ 01-907 63 13
🖱 info.oesterreich@fibl.org
www.fibl.org

Genfood nein danke
✉ Köllnerhofg. 6/2/5, 1010 Wien
☎ 01-796 54 44
🖱 office@brainbow.com
www.genfood.at

Gentechnikfreies Vulkanland
☎ 03159-22 88 (Marianne Müller-Triebl)
🖱 MMT_LTL@yahoo.de

GLOBAL 2000
☎ 01-81 25 73 00
🖱 jens.karg@global2000.at
www.global2000.at

Greenpeace Österreich
✉ Fernkorngasse 10, 1100 Wien
☎ 01-545 45 80
🖱 philipp.strohm@greenpeace.at
www.greenpeace.at

InfoXgen
Betriebsmitteldatenbank
für den ökologischen Landbau
✉ Königsbrunnerstraße 8, 2202 Enzersfeld
☎ 02262-67 22 14 31
🖱 a.hozzank@agrovet.at
www.infoxgen.com

Initiative Gentechnikfreie Bodenseeregion
Bodensee Akadamie
✉ Steinebach 18, 6850 Dornbirn
☎ 05572-330 64
🖱 office@bodenseeakademie.at
www.bodenseeakademie.at

Initiative Waldviertel für gentechnikfreie Regionen
Verein Initiative Waldviertel
⊠ Edelhof 3, 3910 Zwettl
☎ 02822-536 33 42
🖰 initiative-waldviertel@wvnet.at
www.initiative-waldviertel.at

Ökosoziales Forum Österreich
⊠ Franz Josefs-Kai 13, 1010 Wien
☎ 01-25 36 35 00
🖰 www.oekosoziales-forum.at

Österreichischer Demeter-Bund
⊠ Theresianumgasse 11, 1040 Wien
☎ 01-879 47 01
🖰 info@demeter.at | www.demeter.at

Plattform Ärzte und Juristen gegen Genfood
☎ 04232-274 30
🖰 volker@helldorff.biz

Pro Leben Antigentechnikplattform Österreich
⊠ Dolintschitschach 23, 9143 St. Michael
☎ 04235-23 47
🖰 rileto@proleben.at | www.proleben.at

Schweiz

anthrosana
Verein für anthroposophisch erweitertes Heilwesen
✉ Postplatz 5, Postfach, 4144 Arlesheim
☎ 061-701 15 14
🖱 info@anthrosana.ch | www.anthrosana.ch

Ärztinnen und Ärzte für Umweltschutz
✉ Murbacherstr. 34, Postfach 111, 4013 Basel
☎ 061-322 49 49
🖱 info@aefu.ch | www.aefu.ch

Basler Appell gegen Gentechnologie
✉ Murbacherstr. 34, Postfach 205, 4013 Basel
☎ 061-692 01 01
🖱 info@baslerappell.ch | www.baslerappell.ch

Bio Suisse
✉ Margarethenstr. 87, 4053 Basel
☎ 061-385 96 10
🖱 bio@bio-suisse.ch | www.bio-suisse.ch

Bioterra Schweiz
✉ Dubsstr. 33, 8003 Zürich
☎ 044-454 48 48
🖱 service@bioterra.ch | www.bioterra.ch

BIOVISION Stiftung für ökologische Entwicklung
✉ Schaffhauserstr. 18, 8006 Zürich
☎ 044-341 97 18
🖱 info@biovision.ch | www.biovision.ch

Blauen Institut
✉ Blauenstr. 15, 4142 Münchenstein
🖱 www.blauen-institut.ch

EcoSolidar
✉ Langstr. 187, Postfach 1314, 8031 Zürich
☎ 044-272 42 00
🖱 info@ecosolidar.ch | www.ecosolidar.ch

Erklärung von Bern
✉ Dienerstr. 12, Postfach, 8026 Zürich
☎ 044-277 70 00 | 🖰 info@evb.ch | www.evb.ch

FiBL Schweiz – Forschungsinstitut für biologischen Landbau
✉ Ackerstraße, Postfach, 5070 Frick
☎ 062-865 72 72
🖰 info.suisse@fibl.org | www.fibl.org

Forum GenAu
✉ Postfach 638, 3000 Bern 9
🖰 forumgenau@gmx.ch | forumgenau.tripod.com

GenAu Rheinau
✉ Klosterplatz, Postfach, 8462 Rheinau
☎ 052-304 91 27
🖰 info@gen-au-rheinau.ch | www.gen-au-rheinau.ch

Greenpeace Schweiz
✉ Heinrichstr. 147, 8031 Zürich
☎ 044-447 41 41
🖰 gp@greenpeace.ch | www.greenpeace.ch/de

IP-Suisse
✉ 3052 Zollikofen
☎ 031-910 60 00
🖰 info@ipsuisse.ch | www.ipsuisse.ch

KAGfreiland
✉ Engelgasse 12a, 9001 St. Gallen
☎ 071-222 18 18
🖰 info@kagfreiland.ch | www.kagfreiland.ch

Pro Natura
✉ Dornacherstr. 192, Postfach, 4018 Basel
☎ 061-317 91 91
🖰 mailbox@pronatura.ch | www.pronatura.ch

ProSpecieRara Deutsche Schweiz
✉ Pfrundweg 14, 5000 Aarau
☎ 062-832 08 20
🖰 info@prospecierara.ch | www.prospecierara.ch

Public Eye on Science
✉ 8488 Neubrunn
☎ 052-385 23 40
🖰 info@publiceyeonscience.com
www.publiceyeonscience.ch

SAG
Schweizerische Arbeitsgruppe Gentechnologie
✉ Hottingerstr. 32, Postfach 1168, 8032 Zürich
☎ 044-262 25 63
🖰 info@gentechnologie.ch | www.gentechnologie.ch

Sativa Rheinau AG
✉ Klosterplatz, 8462 Rheinau
☎ 052-304 91 60
🖰 sativa@sativa-rheinau.ch | www.sativa-rheinau.de

Schweizer Tierschutz STS
✉ Dornacherstr. 101, Postfach, 4008 Basel
☎ 061-365 99 99
🖰 sts@tierschutz.com | www.schweizer-tierschutz-sts.ch

Schweizerischer Demeter-Verband
✉ Stollenrain 10, Postfach 344, 4144 Arlesheim
☎ 061-706 96 43
🖰 info@demeter.ch | www.demeter.ch

Stiftung Fintan
✉ Klosterplatz 1, 8462 Rheinau
☎ 052-304 91 91
🖰 stiftung@fintan.ch | www.fintan.ch

Stiftung für Konsumentenschutz
✉ Monbijoustr. 61, Postfach, 3000 Bern 23
☎ 031-370 24 24
🖰 admin@konsumentenschutz.ch
www.konsumentenschutz.ch

SWISSAID
✉ Lorystr. 6a, 3000 Bern 5
☎ 031-350 53 53
🖰 info@swissaid.ch | www.swissaid.ch

Hauptsitz WWF Schweiz
✉ Hohlstr. 110, Postfach, 8010 Zürich
☎ 044-297 21 21
🖰 service@wwf.ch | www.wwf.ch/de

VKMB Kleinbauern-Vereinigung
✉ Schützengässchen 5, Postfach 8319, 3001 Bern
☎ 031-312 64 00
🖰 vkmb@bluewin.ch | www.kleinbauern.ch

Zukunft säen
🖰 ueli.hurter@aubier.ch
   www.avenirsem.ch

Zürcher Tierschutz
✉ Zürichbergstr. 263, Postfach, 8044 Zürich
☎ 044-261 97 14
🖰 info@zuerchertierschutz.ch
   www.zuerchertierschutz.ch

Weblinks

www.bantam-mais.de | Kluge Kampagne gegen Genmais. Wer auf dem Balkon Mais anpflanzt, hat das Recht zu wissen, wo in der Gegend Genmais angebaut wird.

www.biowatch.org.za | Biowatch beschäftigt sich in erster Linie mit der verfahrenen Situation in Südafrika.

www.bmelv.de | Homepage des Bundesministeriums für Ernährung, Landwirtschaft und Verbraucherschutz.

www.campact.de | Verein, der mit seinen Kampagnen – nicht nur, aber auch zum Thema Gentechnik – auf die Mobilisierung der Internet-gemeinschaft setzt.

www.fao.org & faostat.fao.org | Die Ernährungs- und Landwirt-schaftsorganisation der Vereinten Nationen bietet mit ihren Websites eine ergiebige Datenquelle.

www.food-monitor.de | Informationsdienst mit Suchmaschine zum Thema Ernährung.

www.foodwatch.de | Der Kampf für besseres Essen richtet sich auch gegen die Gentechnik.

www.gene.ch | Auf unterschiedlichen Mailinglisten zum Thema Gentechnik basierende Seite. Enthält ein bis in die Neunzigerjahre zurückreichendes Archiv der Mailinglisten (samt Suchfunktion).

www.genet-info.org | Netzwerk europäischer NGOs gegen Gentech-nik mit zahlreichen Weblinks.

www.genres.de | Informationssystem Genetische Ressourcen der Bundesanstalt für Landwirtschaft und Ernährung (www.ble.de).

www.gentechnikfreie-saat.de | Website eines Zusammenschlusses von Wissenschaftlern und Züchtern gegen Gentechnik (IG Saatgut).

www.gmo-compass.com | Englischsprachiges Pendant zum industrie-finanzierten deutschen Portal transgen.de.

www.gmofree-euregions.net | Netzwerk europäischer Regionen, die sich ausdrücklich als gentechnikfrei erklärt haben.

www.gmwatch.org | Die detaillierteste internationale Website mit kritischen Hintergrundinformationen über Gentechnik und einem regelmäßigen Email-Newsletter.

www.grain.org | Spanische Organisation, die sich mit Land, Recht und Ökologie weltweit beschäftigt. Gentechnik ist ein Schwerpunkt.

www.indexmundi.com | Umfangreiches Zahlenwerk über Anbau- und Ertragszahlen weltweit.

www.infogm.org | Französische Informationsplattform für kritische Informationen über die Gentechnik.

www.keine-gentechnik.de | Informationsdienst gegen Gentechnik mit regelmäßigen Updates.

www.monde-solidaire.org | Seite der französischen Feldbefreier »Faucheurs Volontaire d'OGM« mit detaillierter Dokumentation über den Widerstand der französischen Bauern.

www.projektwerkstatt.de/gen | Viele Infos vor allem zu Projekten und Aktionen (z.B. Feldbesetzungen) zum Thema Gentechnik; Ideen und konkrete Anleitung zu direct-action, Rechtstipps, Terminkalender.

www.risikoregister.de | Bietet anhand von Grafiken, Karten und Verlinkungen zu Google Maps eine Übersicht über GMO-Freisetzungen in Deutschland und Frankreich.

www.transgen.de | Umfangreiche Datenbank, der viele Gentechnik-gegner misstrauen, weil sie auch von der Industrie gefördert wird.

www.vieh-ev.de | Informationsportal und Netzwerk zur Erhaltung gefährdeter Haustierrassen.

Filme zum Thema

Percy Schmeiser – David gegen Monsanto
Bertram Verhaag
65 Minuten, Deutschland 2009
ISBN 978-3-935573-33-7 | EUR 16,-

Monsanto – Mit Gift und Genen
Marie-Monique Robin
107 Minuten, Frankreich 2008
ISBN 3898489590
EAN 9783898489591 | EUR 19,90

We feed the World
Erwin Wagenhofer
96 Minuten, Deutschland 2005
EAN 0886974526797 | EUR 9,95

Leben außer Kontrolle
Bertram Verhaag
95 Minuten, Deutschland 2004
EAN 4260065523388 | EUR 21,99

The Future of Food
Deborah Koons
89 Minuten, USA 2004
EAN 4041658222211 | EUR 16,90

Tote Ernte – Der Krieg ums Saatgut
Bertram Verhaag, Kai Krüger
45 Minuten, Deutschland 2001
EAN 4260075150178 | EUR 14,90

Septemberweizen
Peter Krieg
96 Minuten, Deutschland 1980
EAN 404059200265 | EUR 19,90